方朝晖
诊治内分泌代谢性疾病经验集

FANG ZHAOHUI ZHENZHI NEIFENMI
DAIXIEXING JIBING JINGYANJI

主编　方朝晖

U0350208

时代出版传媒股份有限公司
安徽科学技术出版社

图书在版编目（CIP）数据

方朝晖诊治内分泌代谢性疾病经验集 / 方朝晖主编. --合肥：安徽科学技术出版社，2023.3
ISBN 978-7-5337-8634-2

Ⅰ.①方… Ⅱ.①方… Ⅲ.①内分泌病-中医临床-经验-中国-现代②代谢病-中医临床-经验-中国-现代
Ⅳ.①R259.8

中国版本图书馆 CIP 数据核字（2022）第 222322 号

方朝晖诊治内分泌代谢性疾病经验集　　　　　　　主编　方朝晖

出　版　人：丁凌云　　　选题策划：杨　洋　　　责任编辑：杨　洋
责任校对：戚革惠　　　责任印制：梁东兵　　　装帧设计：冯　劲
出版发行：安徽科学技术出版社　　　　http://www.ahstp.net
　　　　　（合肥市政务文化新区翡翠路 1118 号出版传媒广场,邮编:230071)
　　　　电话：(0551)63533330
印　　　制：合肥创新印务有限公司　　　电话：(0551)64321190
（如发现印装质量问题,影响阅读,请与印刷厂商联系调换）

开本：710×1010　1/16　　　印张：9.5　　　字数：157 千
版次：2023 年 3 月第 1 版　　　印次：2023 年 3 月第 1 次印刷

ISBN 978-7-5337-8634-2　　　　　　　　　定价：52.00 元

编　委　会

主　编　方朝晖

副主编　赵进东　王燕俐

编　委　汪四海　陆瑞敏　方　舟　熊国慧

　　　　　吕溪涓　许　奇　林逸轩　王帆竞

　　　　　阮诺冰　吴袁元

前 言
QIAN YAN

　　中医药历史悠久，源远流长。它是中华民族的文化瑰宝，为中华民族的繁衍兴盛做出了巨大的贡献。中医专科专病建设是当前继承、发扬中医药特色和优势的一项伟大工程，同时也是发展中医药事业的一项长期的重要的任务。数据挖掘技术作为大数据时代的产物，在中医药学科的应用上发挥着越来越重要的作用。

　　随着社会经济的快速发展和居民生活方式的巨大转变，全球内分泌代谢性疾病患者数量快速增长，内分泌代谢性疾病已成为威胁人类健康的重要的非传染性疾病。内分泌代谢性疾病涉及多个器官、多种组织，既属于慢性疾病，又是一类可治可控的疾病。临床常见的内分泌代谢性疾病包括糖尿病、甲状腺功能减退症、甲状腺结节、肾上腺疾病、高脂血症、骨质疏松症、痛风、痤疮等。

　　本书从临床出发，结合大量数据挖掘的病例，全面收集了方朝晖教授采用中医药治疗内分泌代谢性疾病的处方，依托辅助平台建立数据库，采用 SPSS 23.0 软件等，对内分泌代谢性疾病进行了深入的研究，并在此基础上总结出方朝晖教授临床用药规律和学术思想。

　　本书共十一章，主要包含常见内分泌代谢性疾病的概述、具体研究方法、研究结果分析等内容。全书围绕作者临床经验、科研设计展开，突出中医特色和优势——整体辨证，力求拓展相关疾病的诊疗思路，切实提高临床治疗疾病的效果。

参加本书撰写的各位作者在繁忙的工作学习之余，尽心尽力地完成各自的编写任务，并进行了多次修改。在此，对他们的贡献致以诚挚的感谢！由于中医药学的研究在不断发展，因此书中难免存在一些疏漏或不足之处，敬请广大读者批评、指正，以便我们再版时修正。

目　录

第一章

基于数据挖掘的
方朝晖教授治疗原发性甲状腺
功能减退症用药规律的研究

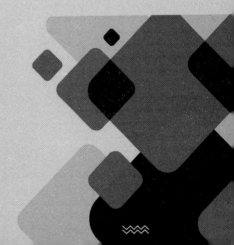

一、概述

甲状腺功能减退症是一种全身性低代谢综合征,它在我国的发病率约为 1.0%,其中 95%以上为原发性甲状腺功能减退症(简称"原发性甲减")。临床常见症状有易疲劳、怕冷、体重增加、记忆力减退、嗜睡、心动过缓、贫血、便秘、月经过多或闭经、黏液性水肿等,严重影响患者的生存质量。原发性甲减属中医"瘿病""虚劳"等范畴,属本虚标实之证,早期以肝血不足证和肾阴不足证多见。基于方朝晖教授对原发性甲减治疗的丰富临床经验,我们通过数据挖掘方法总结了方朝晖教授采用中医药治疗原发性甲减之肝肾阴虚证的用药规律,以期为今后开展大样本临床疗效观察及作用机制的探索奠定基础。

二、具体研究方法

1.研究资料

(1)资料来源:选取 277 例原发性甲减之肝肾阴虚证病例,病例来源于 2019 年 1 月至 12 月方朝晖教授采用中医药治疗的患者。

(2)研究对象纳入标准:

①符合原发性甲减肝肾阴虚证的西医、中医诊断标准;

②限定年龄最大为 70 岁,最小为 20 岁;

③有完整的病历,即包括患者姓名、年龄、性别、西医诊断、中医证候诊断、处方中药信息;

④随访或复诊时按临床疗效评价指标评估治疗有效。

(3)研究对象排除标准:

①有其他严重病情的原发性疾病者;

②不能很好地坚持服用中药的治疗者;或除服用处方中药外,未再使用其他中医技术方法治疗者。

2.研究方法

(1)建立数据库及规范数据:我们将中药治疗的原发性甲减之肝肾阴虚证患者的性别、年龄等基线资料及处方药物名称、剂量等信息录入安徽省中医院临床科研一体化系统,由经培训的临床医生及工程师提取并核验数据,以保证数据的完整性及真实性。由临床医生依据2020年版《中华人民共和国药典》对药物的别名、同类药物进行统一的规范化的处理。

(2)数据处理与挖掘:首先将患者性别、中药处方等信息转化为规范化数据,如患者性别男,录入"0";性别女,录入"1"。通过 SPSS 23.0 软件进行频数、频率等统计,采用 IBM SPSS Modeler 18.0 软件进行中药关联分析,并进一步进行复杂网络图的绘制。

三、研究结果分析

1.患者临床资料分析

277 例纳入研究的患者中,女性为 257 例(占 92.8%),男性为 20 例(占 7.2%),平均年龄(39.35 ± 10.96)岁,纳入研究的 277 张中药处方为首诊有效方。

2.药物使用规律分析

(1)中药频次分析:研究中,我们使用了218种中药,除调和诸药的炙甘草外,当归为最常用的中药,在处方中出现的频次为60.6%,其他中药出现频次超过25.0%的有21味,见表1-1。

表1-1　常用中药的使用频次与常用剂量

药名	频次(频率)	常用剂量/g	药名	频次(频率)	常用剂量/g
炙甘草	241(87.0%)	8	川牛膝	96(34.6%)	12
当归	168(60.6%)	12	合欢皮	93(33.5%)	12
茯苓	153(55.2%)	15	百合	87(31.4%)	12
茯神	153(55.2%)	15	肉苁蓉	87(31.4%)	10
合欢花	123(44.4%)	12	炙黄芪	86(31.0%)	30
远志	123(44.4%)	12	菟丝子	80(28.8%)	15
白芍	112(40.4%)	15	桃仁	77(27.7%)	10
女贞子	107(38.6%)	12	党参	76(27.4%)	15
生地黄	104(37.5%)	20	熟地黄	70(25.2%)	20
太子参	103(37.1%)	15	白术	70(25.2%)	20
红花	103(37.1%)	10	玉米须	70(25.2%)	20
柏子仁	99(35.7%)	20			

(2)复杂网络分析:我们对处于频次居前20位中药的数据挖掘分析显示,核心处方中共有8味中药,分别为炙甘草、当归、茯神、合欢花、茯苓、远志、女贞子和生地黄,见图1-1。

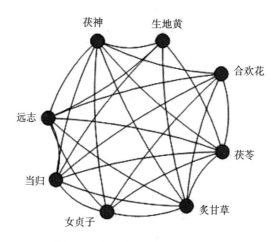

图 1-1　核心处方中的常见中药

（3）药物关联规则分析：我们对使用频次≥20次的中药进行关联分析发现，二药关联中设支持度>10%、置信度>70%的代表性药物关联有4个，三药关联中设支持度>10%、置信度>80%的代表性药物关联有8个，见表1-2。

表 1-2　中药关联分析

药对		支持度/%（>10%）	置信度/%（>70%）	药对		支持度/%（>10%）	置信度/%（>80%）
后项	前项			后项	前项		
红花	桃仁	19.3	96.1	茯神	远志、茯苓	11.5	93.5
茯神	茯苓	38.3	84.3	茯苓	百合、茯神	10.7	93.0
白芍	赤芍	14.8	81.4	炙甘草	肉苁蓉、当归	10.7	90.7
女贞子	墨旱莲	13.8	74.5	茯神	茯苓、当归	15.3	85.2
				茯神	合欢花、茯苓	11.5	84.8
				茯神	柏子仁、茯苓	11.5	82.6
				红花	桃仁、当归	11.7	97.8
				红花	桃仁、合欢花	10.3	97.6

四、启示

原发性甲状腺功能减退症起病隐匿,病程较长,症状表现错综复杂,临床对本病的辨证分型尚无统一的认识。多数医家认为,本病多以脾阳虚证、肾阳虚证、脾肾阳虚证为主,呈现虚象、寒象。《重订严氏济生方·瘿瘤论治》曰:"夫瘿瘤者,多由喜怒不节,忧思过度,而成斯疾焉。"方朝晖教授结合现代社会人群生活方式的变化及工作压力较大等现状认为,本病多为情志不遂、气郁化火所致,病久耗伤肝肾之阴而致肝肾阴虚,最终因虚致损而出现原发性甲减的临床表现。若病甚,则阴不制阳,虚热内扰,或久病迁延,进一步发展可演变为阴损及阳,最终阴阳俱损。先天禀赋较弱或体质较差之人更易罹患本病。方朝晖教授认为,本病以本虚为主,兼有痰饮、水湿、瘀血等邪实,故为本虚标实之证。《灵枢·五音五味》曰:"今妇人之生,有余于气,不足于血,以其数脱血也。"研究中,纳入病例的男女比例为 1∶12.85,提示本病以女性多见,主要与气机郁滞密切相关。

对原发性甲减之肝肾阴虚证的治疗,中医强调辨证施治,以滋养肝肾为主要治则,随症灵活加减用药。王文萍治疗原发性甲减之肝肾阴虚证多以具有滋补肝肾作用的经典名方——六味地黄丸、杞菊地黄丸加减化裁,对阴虚症状明显者常续加二至丸。我们在研究中还发现,出现频次超过 40% 的药物有炙甘草、当归、茯苓、茯神、合欢花、远志、白芍。其中,当归味甘、辛,性温,归肝、心、脾经,具有补血活血、润燥滑肠、调经止痛的功效,可缓解肝阴不足引起的精神抑郁、表情淡漠、便秘、月经不调、皮肤干燥、毛发稀疏、疲乏无力、反应迟钝、贫血等症状。当归在原发性甲减中的应用是方朝晖教授用药的一个特色。《金匮要略·水气病脉证并治第十四》曰"血不利则为水",提示若肝阴不足,脉络失养,瘀血阻滞,患者常可出现颜面、眼睑、肢体水肿或心包积液等。中医认为,瘀血不去,则新血不生,日久可致患者面色苍白、肌肉乏力,甚至肌肉萎缩、皮肤粗糙或脱屑、四肢怕冷等。我们对三药关联的研究发现,红花、桃仁、当归相配的置信度为97.8%,桃仁可活血祛瘀,《药品化义》中提出,红花善通利经脉,为血中气药,能泻又能补,三药联合应用,可加强养阴和血之效,对原发性甲减症状起到积极的缓解作用。见肝之病,知肝传脾,使用茯苓、茯神的频率均约为55.2%。二药关联的结果显示,两种药物相配的置信度为84.3%,两药可发挥健脾和胃、渗湿利水、宁心安神的协同作用,从而增强脾主运化和统血的功能,使"气血生化之源"脾能源源不断地生成气血津液等,可以缓解疲劳、嗜睡、厌食、腹胀等症状。此外,茯神、合欢花、茯苓三药配合使用的置信度为84.8%,提示合欢花重在疏肝解郁,使肝气舒畅,有利于脾功能的发挥。

核心处方体现了滋养肝肾兼疏肝健脾、安神益智等功效。远志,味苦、辛,性温,归心、肾、肺经。《滇南本草》曰"远志可养心血、镇惊、宁心、散痰涎",对暂时性肌强直或肌痉挛及心动过缓等可起调节作用。甲状腺功能减退中有一种类型为中枢性甲状腺功能减退症,对这一类疾病,中医认为,脑为元神之府,只有机体的元神正常发挥作用,五脏六腑才能发挥其应有的生理功能。所以,方朝晖教授在处方中加入茯神和远志一类药物。研究中,我们发现茯神、远志、茯苓配伍的置信度为93.5%,通过宁神使机体的精神活动趋于动态平衡,从而强化了元神对人体生命活动的调节作用。正如《素问·移精变气论》中所言:"得神者昌,失神者亡。"所以治疗中要注重调神,神安才能有五脏之五神、五志等的调达,脏腑才能更好地发挥生理功能。女贞子,味甘、苦,性凉,入肝、肾经,具有补肾滋阴、养肝明目的功效。肾藏精,而精能生髓,又有"脑为髓之海",可以改善患者记忆力减退、反应迟钝、嗜睡等。我们在研究中发现,女贞子与墨旱莲配伍的置信度为74.5%,两者联合使用对于缓解肝肾不足所引起的眩晕耳鸣、腰膝酸软及阴虚血热能起到很好的调节作用。

由此可见,本研究基于数据挖掘技术,初步总结了方朝晖教授应用中医药治疗原发性甲减之肝肾阴虚证的用药特点,即用药谨守滋养肝肾、兼顾活血宁神的原则,同时又突出了辨病、辨证相结合的治疗思路,力争通过发挥中医药的优势来提高临床疗效。然而,本观察纳入的病例资料有关临床疗效评价的干扰因素较多,且样本量较小,故后期还应基于病证结合的研究思路来设计前瞻性的研究方案,以进一步提升方朝晖教授治疗原发性甲减经验的证据级别,为这一学术思想的推广应用提供依据。

参 考 文 献

[1] 葛均波,徐永健,王辰.内科学[M].9版.北京:人民卫生出版社,2018.

[2] 赵静,柏力萄,王丹玮,等.辨体—辨病—辨证诊疗模式在甲状腺功能减退症防治中的应用[J].中国中医基础医学杂志,2019,25(9):1241-1243.

[3] 叶文君.老年原发性甲状腺功能减退中医虚证辨证分型与甲状腺激素水平之间的相关性研究[D].南京:南京中医药大学,2010.

[4] 方朝晖.诊余心悟:江淮名医方朝晖临证感悟[M].北京:科学出版社,2018.

[5] 中华医学会,基层医疗卫生机构合理用药指南编写专家组.甲状腺功能减退症基层合理用药指南[J].中华全科医师杂志,2021,20(5):520-522.

[6] 王耀立,王明华,魏军平.160 例亚临床甲状腺功能减退症患者临床特点初步分析[J].世界中西医结合杂志,2016,11(2):238-241.

[7] 石晓晨,汪悦.汪悦教授运用补肾调肝法治疗甲状腺功能减退症[J].长春中医药大学学报,2016,32(4):724-726.

[8] 国家药典委员会.中华人民共和国药典:一部[M].北京:中国医药科技出版社,2020.

[9] 白平,陈萱林.33 例甲状腺功能减退症不同治疗方案的分析[J].福建中医学院学报,2002(1):6-7,11.

[10] 王开云.辨证论治成人甲状腺功能减退 60 例[J].新中医,2000(11):48-49.

[11] 赵进东,胡秀,吴吉萍,等.方朝晖从温补肾阳论治甲状腺功能减退症的临床经验[J].成都中医药大学学报,2021,44(2):91-94.

[12] 王文萍,廖世煌.治疗甲状腺功能减退症经验[J].亚太传统医药,2016,12(16):97-98.

[13] 古文倩,裴学军,肖飞.克伤痛搽剂临床应用综述[J].世界中医药,2019,14(8):2229-2232.

[14] 张雯,于文静,白雪,等.王素梅运用礞石滚痰丸加减治疗注意力缺陷多动障碍临证经验[J].中国中医基础医学杂志,2015,21(2):226-227.

第二章

基于数据挖掘的
方朝晖教授治疗原发性甲状腺
功能亢进症用药规律的研究

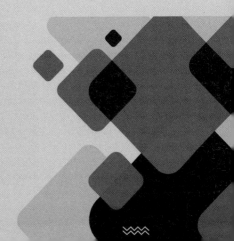

一、概述

甲状腺功能亢进症简称为"甲亢",是由于甲状腺激素合成和分泌增加而引起的一类以神经、消化等系统兴奋性增高、机体代谢功能亢进为主要表现的临床综合征。临床以格雷夫斯病(Graves' disease,GD)患者最多见,占所有甲亢患者的80%。格雷夫斯病又称毒性弥漫性甲状腺肿,对身体多器官和多系统造成伤害,以女性患者多见,以20~50岁人群好发。甲状腺功能亢进症属中医"瘿病""瘿气"范畴。其发病由多种因素导致,既有先天不足的原因,又有后天失养的原因(如情志失调、饮食不节、水土失宜等),二者使气、痰、瘀等病理产物生成,病久伤及五脏。方朝晖教授根据多年临床经验总结出本病发病多与情志失调相关。本研究基于数据挖掘技术,初步总结了方朝晖教授中医药治疗甲状腺功能亢进症的用药规律,为临床疗效观察及作用机制的探索奠定了一定的基础。

二、具体研究方法

1.研究资料

(1)资料来源:本研究所选211例甲状腺功能亢进症患者病例来源于2012年9月至2021年12月方朝晖教授采用中药治疗的患者。

(2)研究对象纳入标准:

①符合甲状腺功能亢进症的西医诊断和中医诊断标准;

②纳入年龄范围为20~60岁;

③有完整的研究病历,包括患者姓名、年龄、性别、西医诊断、中医证候诊断、处方中药等完整信息;

④随访或复诊时评估治疗后的效果为临床有效或显效。

2.研究方法

(1)建立数据库及规范数据:本研究将患者的姓名、性别、年龄等基本信息录入名中医专病数据库,经过临床医生及工程师提取并核对数据,以保证数据的真实性和完整性。

(2)数据处理与挖掘:根据2020年版《中华人民共和国药典》对中药的别名及同类药物进行规范化处理。通过SPSS 23.0软件对数据进行频次、年龄等描述性统计,并采用IBM SPSS Modeler 18.0软件、IBM SPSS Statistics 28.0软件对中药进行关联分析、聚类分析,绘制复杂网络图,挖掘方朝晖教授治疗本病的用药规律。

三、研究结果分析

1.患者临床资料分析

本次研究中共纳入病例211例,其中女性158例(占比74.9%),男性53例(占比25.1%),平均年龄(44.96±10.21)岁,纳入研究的211张中药处方为首诊有效方。

2.药物使用规律分析

(1)中药频次分析:研究中,我们使用了262种中药,总频次为4 097次。使用频次较高的药物为茯苓、白芍、生地黄、柴胡,使用频率均高于50%,其中茯苓最常用,出现频次高达129次,使用频率为61.14%。频次高于50次、频率超25%的中药共计23味,见表2-1。

表 2-1 高频中药(频率≥25%)

序号	药名	频次	频率/%
1	茯苓	129	61.14
2	白芍	121	57.35
3	生地黄	119	56.40
4	柴胡	108	51.18
5	丹参	101	47.87
6	当归	99	46.92
7	黄芪	99	46.92
8	桂枝	93	44.08
9	夏枯草	90	42.65
10	麦冬	90	42.65
11	白术	80	37.91
12	炙甘草	70	33.18
13	牡丹皮	66	31.28
14	栀子	64	30.33
15	茯神	62	29.38
16	浮小麦	61	28.91
17	远志	60	28.44
18	川芎	60	28.44
19	陈皮	59	27.96
20	酸枣仁	58	27.49
21	五味子	58	27.49
22	姜半夏	57	27.01
23	红花	56	26.54

（2）复杂网络分析：我们对使用频次较高的中药进行数据挖掘得到核心处方，其中常见的中药为茯苓、生地黄、白芍、当归、柴胡、麦冬、夏枯草、远志、黄芪、桂枝、茯神等，见图2-1。

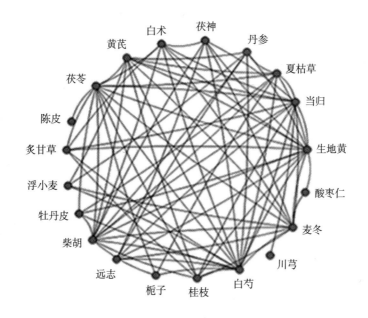

图2-1　核心处方中的常见中药

（3）药物关联规则分析：通过 IBM SPSS Modeler 18.0 软件对 20 味高频中药进行关联规则分析发现，二项关联中设定支持度>80%、置信度>90%的代表性药对有 9 个，见表 2-2；三项关联中设定支持度>70%、置信度>90%的代表性药组有 25 个，见表 2-3。

表 2-2　中药二项关联规则分析

药对		实例	支持度 / %	置信度 / %
后项	前项			
远志	酸枣仁	178	83.96	93.82
远志	茯神	178	83.96	92.70
远志	炙甘草	172	81.13	91.86
浮小麦	麦冬	171	80.66	91.81
浮小麦	炙甘草	172	81.13	91.28
远志	麦冬	171	80.66	91.23
浮小麦	茯神	178	83.96	90.45
茯神	酸枣仁	178	83.96	90.45
茯神	麦冬	171	80.66	90.06

表 2-3　中药三项关联规则分析

药对		实例	支持度 / %	置信度 / %
后项	前项			
茯神	酸枣仁、远志	167	78.77	93.41
远志	麦冬、茯神	154	72.64	95.45
酸枣仁	麦冬、远志	156	73.58	94.87
酸枣仁	陈皮、远志	156	73.58	92.31
远志	酸枣仁、浮小麦	162	76.42	94.44
茯神	炙甘草、远志	158	74.53	90.51
茯神	牡丹皮、远志	155	73.11	91.61
茯神	远志、浮小麦	165	77.83	91.52
浮小麦	麦冬、远志	156	73.58	93.59
远志	炙甘草、浮小麦	157	74.06	92.99
茯神	栀子、远志	155	73.11	90.97
远志	陈皮、浮小麦	156	73.58	90.38

药对		实例	支持度/%	置信度/%
后项	前项			
浮小麦	牡丹皮、远志	155	73.11	90.32
酸枣仁	麦冬、浮小麦	157	74.06	92.36
酸枣仁	麦冬、茯神	154	72.64	93.51
茯神	酸枣仁、浮小麦	162	76.42	91.36
酸枣仁	牡丹皮、远志	155	73.11	90.97
酸枣仁	川芎、远志	154	72.64	90.91
酸枣仁	栀子、茯神	153	72.17	90.85
酸枣仁	炙甘草、远志	158	74.53	90.51
麦冬	栀子、茯神	153	72.17	90.20
茯神	炙甘草、浮小麦	157	74.06	90.45
浮小麦	麦冬、茯神	154	72.64	92.21
浮小麦	栀子、茯神	153	72.17	90.20
酸枣仁	栀子、远志	155	73.11	90.32

(4)聚类分析:通过 IBM SPSS Statistics 28.0 软件对居前 20 位的高频药物进行聚类分析,使用组间平均连接的聚类方法,得到高频中药聚类分析情况,见图 2-2。这些药物可分为 7 类,其中 C1 为酸枣仁、远志、茯神、麦冬、浮小麦、白术、炙甘草、陈皮、川芎;C2 为柴胡、栀子、夏枯草、牡丹皮;C3 为丹参;C4 为白芍、当归;C5 为黄芪、桂枝;C6 为生地黄;C7 为茯苓,具体见表 2-4。

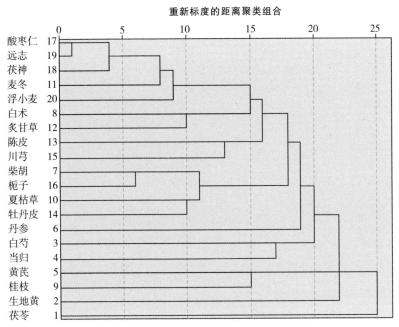

图 2-2　居前 20 位的高频中药聚类分析

表 2-4　居前 20 位的高频中药聚类组合分析

序号	中药组合	功效
C1	酸枣仁,远志,茯神,麦冬,浮小麦,白术,炙甘草,陈皮,川芎	宁心安神,滋阴健脾,行气敛汗
C2	柴胡,栀子,夏枯草,牡丹皮	清肝泻火,消瘿散结
C3	丹参	清心除烦,活血消肿
C4	白芍,当归	补血养血,敛阴止汗
C5	黄芪,桂枝	益气固表,行气养血
C6	生地黄	清热养阴生津
C7	茯苓	健脾宁心,利水渗湿

四、启示

　　甲状腺功能亢进症属中医"瘿病""瘿气"范畴。随着生活节奏的加快,生活压力的增加,人们(尤其是女性)容易焦虑、紧张,常会出现神经-内分泌功能失调的现象。临床上甲亢患者在未系统治疗前,常有易发怒、急躁等表现。《黄帝内经》曰"木郁达之,火郁发之",可见肝主疏泄,喜条达。方朝晖教授认为,患者情志不畅则气机郁滞,饮食失节则脾失健运,水液停聚,痰火内生,病久则见肝火旺盛;火旺浊痰,交于颈前,则表现为瘿肿,凝聚于眼目,则见眼球突出;火炎于上,引动肝火,则见情绪急躁,头晕目眩;火盛日久,耗伤津液,扰乱心神,则见夜寐不安、心慌气短等。病久伤及肾,肾精亏损,肾阴不足,则见手心汗出、夜间盗汗,亦可影响女子月经周期及经量。本病病位在肝脾,病久累及心肾。病初多为实证,病久多为虚证。方朝晖教授临证中审因论治,常运用健脾宁心、柔肝滋阴、益气养血、行气利水之法治之。

　　《素问·五运行大论》中记载:"气有余,则制己所胜而侮所不胜;其不及则己所不胜侮而乘之,己所胜轻而侮之。"木克土,土为木之所胜,肝木亢盛则克脾土,同样脾虚则肝木易乘。我们在研究中发现,频次超过 50 次、频率超过 25%的药物有 23 味。其中,使用频次超过 90 次的药物有茯苓、白芍、生地黄、柴胡、丹参、当归、黄芪、桂枝、夏枯草、麦冬。茯苓,味甘、淡,性平,归心、脾、肾经,具有健脾宁心、渗湿利水之功效。其补而不惧,利而不猛,可祛湿化痰,同时亦是心经要药,"善敛心气之浮越以安魂……泻心下之水饮……以除惊悸",对有下肢水肿、睡眠欠佳、心慌等症状的患者疗效好。

　　本研究得出的核心处方体现了健脾滋阴、柔肝活血、疏肝散结、行气安神等治则。肝为厥阴之脏,足厥阴肝经"起于大指丛毛之际……属肝络胆……上贯膈,布胁肋……循喉咙之后,上入颃颡,连目系,上出额",循行经过甲状腺生理解剖位置。由此可见,甲状腺的生理或病理变化均可受到肝脏的影响,故临证治疗本病切不可忽视调理肝脏。白芍,味酸、苦,性微寒,归肝、脾经,善于平抑肝阳、敛阴止汗、柔肝止痛、养血调经,是方朝晖教授治疗甲亢的常用药物之一。张锡纯曾说:"白芍其味酸……能入肝以生肝血……又善泻肝胆之热",陈士铎在《本草新编》中记载的"终因肝气之不足,而郁气乃得而结之……用芍药以利其肝气,肝气利,郁气亦舒",证实了白芍养肝解郁效果佳。现代药理学研究表明,白芍的主要成分白芍总苷具有保护肝脏、抗炎镇痛等作用,可减轻炎症对甲状腺的破坏作用。生地黄,味甘、苦,性寒,归心、肝、肾经,具有养阴生津、清热凉血之效,与黄芪、麦冬配伍,益气养阴功效甚佳,适用于甲亢气阴两虚患者。

根据关联分析数据可以看到,在二项关联关系分析常用药对中,远志—酸枣仁的支持度和置信度均是最高的。远志具有安神益智、交通心肾、祛痰消肿功效,《名医别录》记载的"定心气,止惊悸,益精,去心下膈气、皮肤中热、面目黄"以及《本草再新》记载的"行气散郁,并善豁痰",说明远志对心动过速、震颤痉挛有改善作用。远志中的三萜皂苷类等化学成分具有抗炎抗抑郁、改善睡眠、增强免疫功能等作用。酸枣仁,味甘、酸,性平,归肝、胆、心经,具有宁心安神、敛汗生津之效。《本草纲目》明确记载:"熟用疗胆虚不得眠,烦渴虚汗之证;生用疗胆热好眠。皆足厥阴、少阳药也,今人专以为心家药。"《本草再新》记录:"平肝理气,润肺养阴,温中利湿,敛气止汗,益志。"《名医别录》曰:"主烦心不得眠……血转久泄,虚汗烦渴,补中,益肝气,坚筋骨,助阴气,令人肥健。"两药相须为用,共同用于改善因甲状腺激素水平升高,新陈代谢加快,产热增加导致的心律失常、怕热多汗等甲状腺毒症表现,此两药是方朝晖教授遣方治疗甲亢的常用药对之一。此外,还可见浮小麦—麦冬、浮小麦—炙甘草、浮小麦—茯苓为固表止汗药,与宁心养阴药配伍;茯神—酸枣仁、茯神—麦冬为利湿消肿药,配伍养阴安神药物;远志—茯神、远志—炙甘草、远志—麦冬为养心安神药,配伍补益药。可见方朝晖教授的常用组方药对以养心安神、滋阴敛汗为主要特点。在三项关联分析中,茯神—酸枣仁—远志药组的支持度最高,为78.77%;远志—麦冬—茯神置信度最高,为95.45%,使用较高药组还有酸枣仁—麦冬—远志、远志—酸枣仁—浮小麦等。方朝晖教授善加减运用天王补心丹。天王补心丹出自《校注妇人良方》卷6,可治"心经血虚,心神烦躁,颊赤头痛,眼涩唇干,口舌生疮,神思昏倦,四肢壮热……肢体酸疼,心怔盗汗,肌肤日瘦",具有交通心肾、使水火相济的作用,可以缓解甲亢,改善心肌功能。总体分析,药对及药组关联分析结果体现了方朝晖教授善用补益药、安神药、健脾利湿等药物配伍。

聚类分析结果显示,高频药物聚类共得到7类。C1由酸枣仁、远志、茯神、麦冬、浮小麦、白术、炙甘草、陈皮和川芎组成,具有滋阴降火、宁心安神之效,此方组为方朝晖教授依据天王补心丹、酸枣仁汤加减而成,适用于心肝阴虚证的甲亢患者。酸枣仁汤出自张仲景的《金匮要略》,酸枣仁生心血,养肝血,可使血不虚,则阴能涵阳;茯苓健脾利湿,三焦无阻,则阳能入阴;川芎通调肝血疏肝气,血畅则安神;酸枣仁、川芎辛散酸收并用,可顾全肝脏体阴用阳之性。C2由柴胡、栀子、夏枯草和牡丹皮组成,具有清肝泻火、消瘿散结之效,此方组主要以栀子清肝汤加减而成,适用于肝火旺盛证的甲亢患者。《诸病源候论》记录:"瘿者,由忧患气结所生。"肝主生发,若患者素体情志失调,肝失调达,疏泄失司,气滞不畅,可致血瘀,日久化火,可致肝火旺盛或热扰心神;

若肝火及胃,则见消谷善饥;若肝旺乘脾,脾失健运,则见便溏、乏力;火炙痰聚,痰阻血脉以致痰、气、瘀交至颈前一侧或两侧,则出现甲状腺结节。柴胡为疏肝解郁常用药之一,柴胡既可畅达少阳木气,也是肝经的引经药。栀子、牡丹皮配伍可清泻肝火。夏枯草具有清肝明目、散结消肿的功效,《本草图解》记载:"独入厥阴,消瘰疬,散结气,止目珠痛。此草补养厥阴血脉,又能疏通结气。"现代药理学研究发现,夏枯草具有免疫调节作用,可延缓甲状腺疾病的进展。丹参味苦,性微寒,归心、肝经,具有祛瘀生新、活血不伤正之效。古人常说:"一味丹参散,功同四物汤。"丹参可调理因甲亢所致的月经紊乱、经量减少的症状。它还善于清心,除烦安神。现代药理学研究表明,丹参提取物对甲状腺功能亢进引起的心脏损伤具有明显的保护作用。白芍和当归两药相配,辛酸相合,养血而敛阴,是经典方四物汤和逍遥散的核心药物。现代网络药理学研究表明,白芍和当归可以调节脂类代谢、血液循环等多个过程。黄芪和桂枝为《金匮要略》中黄芪桂枝五物汤的核心药物,其中黄芪具有益气固表、健脾消肿、生津养血之效;桂枝可助心阳,通血脉,止悸动。两药配伍可益气通痹,助阳行气,保护心肌功能。生地黄,可清热养阴生津,进而改善甲亢患者因新陈代谢加快而出现的易出汗、怕热、口渴等症状。茯苓,可健脾利湿、宁心安神,适用于痰饮阻滞、脾虚诸证,以及有心悸、失眠等症状者。

综上所述,本研究基于数据挖掘技术,初步总结了方朝晖教授关于中医药治疗甲状腺功能亢进症的用药规律,用药遣方始终围绕标本兼治原则,以抑肝扶脾为核心,在疏肝泻火的同时,顾护脾胃生化之源,养阴固表,在临床中取得了较好的疗效。然而,本研究还存在样本量不足、数据挖掘方法不够全面等问题,后期还需要进行前瞻性的研究,以便能够全面地总结甲状腺功能亢进症的中医药治疗经验,进而更好地为临床服务。

参 考 文 献

[1] 中华医学会内分泌学分会.中国甲状腺疾病诊治指南:甲状腺功能亢进症[J].中华内科杂志,2007,46(10):876-882.

[2] 葛均波,徐永健.内科学[M].北京:人民卫生出版社,2013:685.

[3] 郑筱萸.中药新药临床研究指导原则(试行)[M].北京:中国医药科技出版社,2002.

[4] 国家药典委员会.中华人民共和国药典:一部[M].北京:中国医药科技出版社,2020.

[5] 葛亚雪,祁烁,陈晓珩,等.丁治国教授基于"木郁达之"理论论治甲状腺功能亢进症的经验总结[J].中国医药导报,2020,17(32):120-123.

[6] 王燕俐,方朝晖.方朝晖治疗甲状腺功能亢进症临床经验[J].江西中医药大学学报,2018,30(2):25-27.

[7] 王萍,叶登美,窦德宇,等.白芍总苷对EAT小鼠Th1/Th2型细胞因子表达的影响[J].中国临床药理学与治疗学,2016,21(8):894-898.

[8] 王小雨,刘传鑫,周佳丽,等.中药远志的化学成分和药理作用研究进展及其潜在质量标志物预测分析[J].国际药学研究杂志,2020,47(7):483-495,513.

[9] 许葆芳.酸枣仁汤治疗甲亢失眠的临床疗效研究[D].广州:广州中医药大学,2009.

[10] 布天杰,闫璞,张宁.张宁教授从肝论治甲状腺功能亢进症经验采撷[J].海南医学院学报,2020,26(24):1903-1906,1913.

[11] 胡云飞,徐国兵.牡丹皮及其主要成分丹皮酚的药理作用研究进展[J].

安徽医药,2014,18(4):589-592.

[12] 李心爱,祁烁,陈晓珩,等.夏枯草在治疗瘿病中的经验探索[J].中国医药导报,2020,17(12):165-168.

[13] 郝晨伟,李正翔,张铭慧,等.丹参及其配伍制剂治疗冠心病的研究进展[J].中草药,2021,52(13):4096-4106.

[14] 朱敏,周阁,刘顺,等.基于网络药理学的当归—白芍药对作用机制研究[J].中国药师,2019,22(12):2163-2167.

第三章

基于数据挖掘的
方朝晖教授治疗甲状腺
结节用药规律的研究

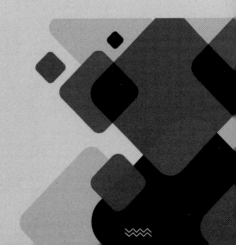

一、概述

甲状腺结节是内分泌科常见的疾病,大部分甲状腺结节为良性结节,5%~15%为甲状腺癌。本病发病机制尚未明确,随着相关研究的深入,我们发现甲状腺结节的发生与年龄、性别、遗传、感染、放射线接触史等息息相关。在上述因素影响下,甲状腺组织中形成一个或多个异常结构的肿块。大多数患者常无明显的临床症状,部分患者会出现声音嘶哑、咽部异物感、紧缩不适、情绪低落等症状。随着甲状腺超声技术的普及,甲状腺结节的检出率日益增加,临床医生必须提高对本病的重视程度。本病在中医学中多被称为"瘿病""瘿瘤",病因常分情志、饮食、体质、环境等几类。病机多为情志不畅、饮食不节、脾胃受损导致气机升降出入失常,从而使气血、津液输布发生障碍,引起痰凝、血瘀阻于颈前而发为结节。方朝晖教授临证详慎周密,用药精简,治疗本病颇有心得。

二、具体研究方法

1.研究资料

(1)资料来源:本研究数据选自方朝晖教授采用中药治疗甲状腺结节患者病案,经收集、整理后纳入100例病案。

(2)研究对象纳入标准:

①符合甲状腺结节西医诊断标准,符合中医气滞痰凝证、气滞血瘀证、痰瘀互结证;

②有完整的病历记录,即包括望、闻、问、切四诊信息和相关的辅助检查报告;

③有完整的中医、西医诊断医案;

④在随访或者复诊中按临床疗效评价指标评估后确有临床疗效。

(3)研究对象排除标准:

①排除患有其他严重疾病的病例;

②排除无法遵医嘱按疗程服药的病例;

③排除加减处方的病例;

④排除重复处方。

为确保收集信息的完整性与准确性,将收集到的处方信息分别由两人审核、录入 WPS 中,再由第三人复查并录入信息。

2.研究方法

(1)规范选入处方中的药物名称,以 2020 年版《中华人民共和国药典》为标准进行统一,以方便下一步统计分析,如"淡子芩"统一为"黄芩"等。

(2)若统计中的处方药物以药对形式出现,如"茯苓神"记录为"茯苓、茯神","桃红"记录为"桃仁、红花","煅龙牡"记录为"煅龙骨、煅牡蛎","赤白芍"记录为"赤芍、白芍"等;统计的处方中部分药物若涉及炮制方法,如生黄芪、炙黄芪等,亦予分开记录。最终建立数据库。

(3)将符合纳入标准的处方录入 WPS 中,用 IBM SPSS Modeler 18.3 软件及 IBM SPSS Statistic 25.0 软件进行统计分析。关联规则分析的目的是寻找药物与药物之间的联系和规律,进而发现它们之间的关联关系。IBM SPSS Modeler 18.3 软件中提供了 Apriori 算法,通过对筛选的高频次药物进行关联分析来总结方朝晖教授治疗甲状腺结节的用药规律。

三、研究结果分析

药物使用规律分析,具体如下。

(1)高频中药统计分析:在统计的 100 个处方中,共涉及 170 味中药,累计用药 1 418 频次。出现频次超过 15 次的药物共有 25 种,累计用药 804 频次。排名前 5 位的药物有炙甘草、茯苓、夏枯草、合欢皮、白术,见表 3-1。

表 3-1　治疗甲状腺结节的高频中药统计表

序号	药物	频次
1	炙甘草	81
2	茯苓	64
3	夏枯草	58
4	合欢皮	54
5	白术	49
6	茯神	48
7	泽泻	46
8	桂枝	38
9	蜜远志	36
10	白芍	32
11	红花	28
12	赤芍	25
13	当归	25
14	百合	24
15	五味子	23
16	柏子仁	20
17	菟丝子	20

序号	药物	频次
18	炒僵蚕	19
19	陈皮	19
20	厚朴	17
21	猪苓	17
22	蒲公英	16
23	柴胡	15
24	生地黄	15
25	太子参	15

(2)高频药对统计分析:统计结果提示,高频药对有炙甘草—茯苓,炙甘草—白术,炙甘草—桂枝,白术—茯苓,赤芍—白芍,桃仁—红花,见表3-2。

表 3-2　治疗甲状腺结节的高频药对

序号	药对	频次
1	炙甘草—茯苓	64
2	炙甘草—白术	49
3	炙甘草—桂枝	37
4	白术—茯苓	36
5	赤芍—白芍	25
6	桃仁—红花	13

(3)高频中药聚类分析:我们在对100个方朝晖教授治疗甲状腺结节的处方中使用15次以上(包含15次)的居前25位的高频药物进行系统聚类,见图3-1。根据方朝晖教授临床治疗甲状腺结节的经验,C1—C7呈现了功效相近药物的经典搭配。表3-3中可以直观地看出常见药物的组合及功效。

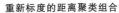
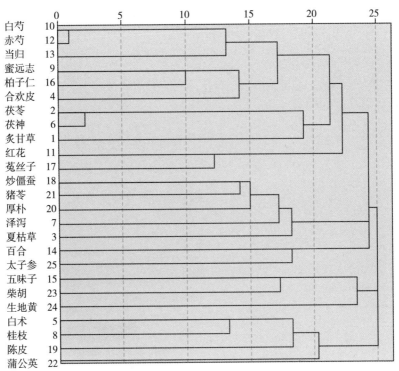

图 3-1　治疗甲状腺结节的高频中药聚类分析

表 3-3　治疗甲状腺结节的高频中药聚类组合分析

聚类	数量	中药	功效
C1	6	白芍、赤芍、当归、蜜远志、柏子仁、合欢皮	养血活血,宁心安神,散结消肿
C2	2	茯苓、茯神	健脾渗湿,安神
C3	2	红花、菟丝子	活血化瘀,补益肝肾
C4	5	炒僵蚕、猪苓、厚朴、泽泻、夏枯草	行气利水,化痰散结
C5	2	百合、太子参	益气养阴
C6	2	五味子、柴胡	生津益肾,疏肝解郁
C7	3	白术、桂枝、陈皮	温阳化气,健脾化痰

（4）药物关联规则分析：方朝晖教授治疗甲状腺结节常见中药，见图 3-2。图中用线条的虚实、粗细来表示药物之间关联的强度。中药二项关联规则分析，先将最低支持度设置为 10%，最小规则置信度设置为 80%，最大前项度设置为 2，再以 Apriori 算法对 170 味中药进行二项关联及三项关联的规则分析，最后得出方朝晖教授治疗甲状腺结节最常用的中药关联。通过研究我们发现，二项关联排名前 3 位的中药为炙甘草、茯苓，炙甘草、夏枯草和炙甘草、白术，见表 3-4；三项关联排名前 3 位的中药为炙甘草、泽泻、夏枯草，茯苓、白术、夏枯草和炙甘草、白术、夏枯草，见表 3-5。

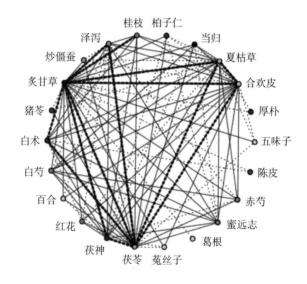

图 3-2　核心处方中的常见中药

表 3-4　治疗甲状腺结节的中药二项关联规则分析

药对		支持度 / %	置信度 / %
后项	前项	（＞10%）	（＞80%）
炙甘草	茯苓	64	82.81
炙甘草	夏枯草	58	81.03
炙甘草	白术	49	81.63
茯苓	茯神	48	91.67
炙甘草	茯神	48	87.50
炙甘草	泽泻	46	82.61
炙甘草	桂枝	37	89.19
炙甘草	白芍	32	87.50
炙甘草	红花	28	85.71
炙甘草	当归	25	80.00

表 3-5　治疗甲状腺结节的中药三项关联规则分析

药对		支持度 / %	置信度 / %
前项	后项	（＞10%）	（＞80%）
炙甘草	泽泻、夏枯草	30	80.00
茯苓	白术、夏枯草	30	80.00
炙甘草	白术、夏枯草	30	86.67
茯苓	茯神、合欢皮	29	93.10
炙甘草	茯神、合欢皮	29	82.76
茯苓	茯神、夏枯草	28	89.29
炙甘草	茯神、夏枯草	28	82.14
茯苓	泽泻、白术	27	81.48
炙甘草	泽泻、白术	27	88.89
炙甘草	白术、合欢皮	27	81.48
炙甘草	桂枝、茯苓	26	92.31
炙甘草	桂枝、白术	25	92.00
炙甘草	桂枝、夏枯草	23	91.30
合欢皮	蜜远志、夏枯草	21	85.71

四、启示

本病起病隐匿,临床症状不典型、不突出,且临床的分型较多,目前尚未达成统一标准。多数医家认为,甲状腺结节的病机多为气血失调,虚实夹杂。疾病初起尚在气分,日久病入脉络,伤及血分,气血失和,终致阴阳失衡。本病证型多为肝郁脾虚证、气滞痰凝证和痰瘀互结证。《严氏济生方》中提出:瘿病的产生与情志关系密切,与怒、忧、思虑太过相关。方朝晖教授认为,随着现代生活节奏的加快,很多人压力过大,一旦无法正确地缓解这些压力,就会出现郁、怒、忧、思等情志不遂的表现,导致气机失调,进而各脏腑功能失司。与甲状腺结节的发生发展密切相关的脏腑有肝、脾(胃)、心,日久可累及肺与肾。肝脏具风木之性,喜条达恶抑郁,郁怒伤肝而致气机郁滞;《黄帝内经·灵枢》云"肝经……循喉咙",而甲状腺正处于颈部甲状软骨下方,气管两旁。正如《金匮真言论》所云"东风生于春,病在肝,俞在颈项"。综上所述,肝郁气滞影响人体气血津液的代谢,若生成病理产物,可聚结于颈部而产生结节。"脾经……挟咽,连舌本,散舌下。"人体水液的代谢输布、气机的升降出入均依赖脾胃的运化;若脾胃升降失司,水液停聚成湿,湿邪凝结成痰,生于颈部则为结节。心为五脏六腑之大主,《黄帝内经》中提出:"心者,生之本,神之变也"。心者,君主之官。心神安,则五脏皆安,所以方朝晖教授认为,欲宁神,需调节五脏六腑。

我们对方朝晖教授治疗甲状腺结节的处方进行数据研究后发现,使用频次排名靠前的中药有炙甘草、茯苓、夏枯草、合欢皮、白术、茯神、泽泻、桂枝等;高频药对有炙甘草—茯苓,炙甘草—白术,炙甘草—桂枝,白术—茯苓等;以健脾益气药为主。《黄帝内经》认为,脾属土,位于中央,灌溉四傍。脾是后天之本,可运化水谷精微,化生气血,供应全身,增强机体正气;脾脏位于中焦,亦为枢纽,脾脏受损,则气机升降失司,气血津液代谢紊乱,进而身体阴阳失去平衡。部分甲状腺结节患者,吞咽时咽部有异物感,如《素问·宣明五气》所云"五气所病,心为噫,肺为咳,肝为语,脾为吞,肾为欠为嚏",所以在甲状腺结节的治疗中,对脾脏的调理显得尤为重要。方朝晖教授认为,脾为阴土,健脾需顾护脾阴。顾护脾阴并不是说纯用滋补之品。《黄帝内经·刺法论》云"欲令脾实……宜甘宜淡"。甘淡之品,可充益脾气,补而不滞;可代谢水液,布散精微,上输于肺,通调水道,以绝生痰之源,可从治未病入手,减少甲状腺结节的发生,或"既病防变",使结节不增大,甚至减小、消失。代表药物有炙甘草、茯苓、茯神、白术等。

我们对方朝晖教授治疗甲状腺结节使用的高频中药进行聚类分析,发现 C1 为白芍、赤芍、当归、蜜远志、柏子仁、合欢皮等 6 味药物,赤芍、白芍、当归相配可补血活血、柔肝理气。甲状腺结节患者多为肝郁气滞,气郁日久必耗伤肝阴,所以需滋养肝阴;蜜远志、柏子仁、合欢皮可养心解郁、安神益智。方朝晖教授认为,心为五脏六腑之主、君主之官,主神。心神得宁,五脏得以安定,正如《素问·移精变气论》所云"得神者昌,失神者亡。"C2 为茯苓、茯神,二药相配可增强 C1 诸药的功效,可健脾宁心。C3 为红花、菟丝子,红花可活血通脉,能泄能补;考虑病程日久可损伤肝肾,故加用菟丝子,菟丝子可补益肝肾。C4 为炒僵蚕、猪苓、厚朴、泽泻、夏枯草,诸药相配可行气利水化痰、化痰散结。C5 为百合、太子参,肝郁日久易化火伤阴,百合、太子参可益气养阴。C6 为五味子、柴胡;柴胡为疏肝解郁之要药,且可引药入肝经;五味子味酸,酸有收敛之功,在攻邪之前用之可先聚邪,且五味子聚五味,可生津益肾。C7 为白术、桂枝、陈皮,三药搭配可温阳化气、健脾化痰;甲状腺结节多为痰凝血瘀所致,桂枝味辛、甘,不似肉桂之辛温,可以少火微微生气来温化凝痰、瘀血,同时又不耗伤正气。

在药物的关联规则计算中,我们在药物二项关联规则、三项关联规则图中可见,除疏肝理气、健脾利湿、安神宁心的药物外,还常见炙甘草、桂枝,炙甘草、泽泻,炙甘草、桂枝、茯苓,炙甘草、桂枝、白术等药物二项关联、三项关联规则。这些启发来自《伤寒论》中的五苓散。方朝晖教授认为,甲状腺结节多为气滞痰凝、痰凝血瘀而成,"痰"为本病病机核心,故治疗上应注重利湿化痰。五苓散中茯苓、泽泻、白术可健脾利湿;桂枝、炙甘草相配,桂枝以少火生气,温化痰凝而不消耗正气,使瘀血痰凝水湿自消,气血运行通畅而缓解病情。

综上所述,方朝晖教授治疗甲状腺结节以"温化"之法为核心,以少火生气,缓缓消除痰凝,避免了使用大辛大热之品耗伤人体正气。方朝晖教授十分重视顾护中焦脾胃的功能,中焦气机枢纽功能正常,则气机畅达。此外,方朝晖教授在治疗中,还注重疏肝理气、宁心安神,常用安神益智之品安养五脏之神。通过对方朝晖教授治疗甲状腺结节的处方进行较系统的数据研究,我们能更好地总结其治疗甲状腺结节的经验,体悟其用药规律。

参 考 文 献

[1] 陈玲,郭盼盼,万会娜,等.中医药治疗甲状腺结节的研究进展[J].河北中医,2019,41(12):1914.

[2] 廖丹平.散结通络方治疗气滞痰结血瘀型甲状腺结节临床观察[J].四川中医,2017,35(9):88-90.

[3] 古文倩,裴学军,肖飞.克伤痛搽剂临床应用综述[J].世界中医药,2019,14(8):2229-2232.

[4] 中华医学会内分泌分会.甲状腺结节和分化型甲状腺癌诊治指南[J].
中华内分泌代谢杂志,2012,28(10):783-786.

[5] 李晓曦.2016年美国临床内分泌医师协会《甲状腺结节诊断和治疗
临床实践医学指南》解读[J].中国实用外科杂志,2017,33(3):386.

[6] 国家药典委员会.中华人民共和国药典:一部[M].北京:中国医药科
技出版社,2020:3.

[7] 刘博,寇子祥,陈宝贵.陈宝贵教授治疗甲状腺结节经验浅析[J].天津
中医药,2022,39(1):8-10.

[8] 于文君.宋鲁成运用综合疗法治疗甲状腺结节经验[J].湖南中医杂
志,2021,37(12):21-23.

[9] 杜一平,范秦瑶,林艾和,等.范源教授对于甲状腺结节和乳腺增生
异病同治思想浅析[J].中国民族民间医药,2021,30(17):73-77.

[10] 赵进东,余婵娟,程若东,等.基于数据挖掘分析方朝晖教授治疗原
发性甲状腺功能减退症的用药规律[J].广东药科大学学报,2021,37
(6):151-153.

[11] 高兵,程悦,王莛,等.基于数据挖掘的《管见医案》中内伤杂病临证
用药规律特色探析[J].长春中医药大学学报,2020,36(4):733-736.

[12] 吴袁元,尹昀东,赵进东,等.基于"脾为吞"理论探讨桥本甲状腺炎
的病机和治疗[J].天津中医药,2021,38(9):1149-1151.

[13] 方舟,黄辉.从补营气即补阴到补营阴即补气:明代新安医家汪机
《营卫论》的启示[J].陕西中医药大学学报,2019,42(6):43.

第四章

基于数据挖掘的
方朝晖教授治疗 2 型糖尿病
用药规律的研究

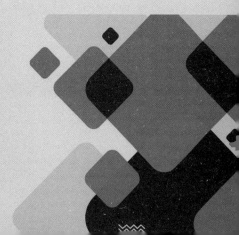

一、概述

2 型糖尿病是一种受遗传、饮食等多种因素共同作用引起的以胰岛素相对或绝对分泌不足为主要病理机制的慢性代谢性疾病。随着全球经济的发展和社会生活方式的巨大变化，糖尿病患病率逐年升高。美国糖尿病学会流行病学统计显示，我国糖尿病患病率达 12.8%，其中 2 型糖尿病患者占比超过 95%。长期糖脂代谢紊乱会损伤血管及神经，导致相应器官发生病变，2 型糖尿病患者的预后和生活质量也会因此受到极大的影响。目前，现代医学主要采取口服降糖药、皮下注射胰岛素、手术等途径治疗本病，而中医学主要提倡根据治疗关口提前的原则治疗本病，即中医更加重视"治未病"，将早发现、早诊断、早治疗的理念贯穿于 2 型糖尿病的治疗中，积极防控 2 型糖尿病及其并发症。基于循证医学的理念，中医以辨证论治为准则对患者进行个体化诊疗。在对 2 型糖尿病中医证型的分析、研究中，我们发现气阴两虚证的占比最高，因此，我们运用中医诊疗方法对这类患者进行望闻问切四诊，并施以相应的治法。

本研究通过数据挖掘的方法对方朝晖教授治疗 2 型糖尿病用药规律进行分析，进而为名老中医经验的传承及为临床治疗 2 型糖尿病提供新思路。

二、具体研究方法

1.研究资料

(1)资料来源：选取 132 例 2 型糖尿病之气阴两虚证病例，病例来源于 2021 年 1 月至 12 月方朝晖教授采用中药治疗的患者。

（2）研究对象纳入标准：

①符合西医 2 型糖尿病诊断标准；

②符合中医消渴病气阴两虚证诊断标准；

③门诊病历记录完整，包括患者基本信息（姓名、性别、年龄等）、中医诊断、中医证型、完整中药处方信息、西医诊断；

④随访或复诊，定期监测相应血糖指标。

（3）研究对象排除标准：

①2 型糖尿病未明确诊断；

②中医证型不符合气阴两虚证；

③未规律服药者；

④同时服用其他中药或中成药者。

2. 研究方法

将收集到的病历及中药处方信息录入 EXCEL 表中建立数据库，同时根据 2020 年版《中华人民共和国药典》对具有多个别名的中药进行规范化统一，将数据库资料导入至 IBM SPSS Modeler 18.3 软件、IBM SPSS Statistics 28.0 软件中进行高频药物的统计、关联规则分析及聚类分析。

三、研究结果分析

药物使用规律分析，具体如下。

（1）用药频次分析：在 75 个治疗气阴两虚证之 2 型糖尿病的核心处方中，共涉及中药 157 味。其中，使用频次较高的药物主要包括葛根、生地黄、枇杷叶、牡丹皮、菟丝子、泽泻、玉米须、炙甘草和炙黄芪等，使用频次最高的药物为葛根，出现频次为45次，频率为60.00%，频次≥15次且频率≥20.00%的中药共21味，详见表4-1。

表4-1　治疗气阴两虚证之2型糖尿病高频中药(频次≥15次)

药物	频次	频率/%	药物	频次	频率/%
葛根	45	60.00	太子参	26	34.67
生地黄	36	48.00	山茱萸	22	29.33
枇杷叶	35	46.67	玄参	20	26.67
牡丹皮	34	45.33	煅龙骨	19	25.33
菟丝子	33	44.00	煅牡蛎	19	25.33
泽泻	32	42.67	茯苓	18	24.00
玉米须	31	41.33	黄精	18	24.00
炙甘草	31	41.33	白术	17	22.67
炙黄芪	30	40.00	当归	16	21.33
百合	29	38.67	麦冬	15	20.00
荔枝核	29	38.67			

（2）药物关联规则分析：通过 IBM SPSS Modeler 18.3 软件对使用频次居前21位的中药进行关联规则分析，发现主要药对为葛根—枇杷叶、葛根—牡丹皮，见图4-1。设置支持度为20%、置信度为80%，进行中药二项、三项关联规则分析，见表4-2和表4-3。

（3）聚类分析：通过 IBM SPSS Statistics 28.0 软件对使用频次居前21位的中药进行聚类分析，使用组间平均连接的聚类方法，得到高频中药聚类情况，见图4-2。药物组合结果分析，见表4-4。

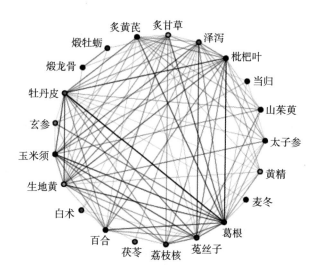

图 4-1 使用频次居前 21 位的中药关联规则分析

表 4-2 高频中药二项关联规则分析

药对		实例	支持度 / % （＞20%）	置信度 / % （＞80%）
后项	前项			
葛根	枇杷叶	35	46.7	80.0
葛根	牡丹皮	34	45.3	82.4
葛根	玄参	20	26.7	90.0
煅牡蛎	煅龙骨	19	25.3	100.0
煅龙骨	煅牡蛎	19	25.3	100.0
葛根	黄精	18	24	83.3

表4-3 高频中药三项关联规则分析

药对		实例	支持度/% (>20%)	置信度/% (>80%)
后项	前项			
葛根	牡丹皮和枇杷叶	22	29.3	86.4
牡丹皮	生地黄和葛根	21	28.0	85.7
葛根	牡丹皮和生地黄	20	26.7	90.0
葛根	玉米须和牡丹皮	20	26.7	85.0
葛根	百合和牡丹皮	16	21.3	87.5
葛根	百合和枇杷叶	16	21.3	87.5
葛根	玉米须和枇杷叶	16	21.3	87.5
牡丹皮	炙黄芪和枇杷叶	16	21.3	87.5
玉米须	山茱萸和菟丝子	16	21.3	81.3
菟丝子	荔枝核和玉米须	16	21.3	81.3
牡丹皮	玉米须和枇杷叶	16	21.3	81.3
葛根	炙黄芪和枇杷叶	16	21.3	81.3
枇杷叶	泽泻和葛根	16	21.3	81.3
葛根	玉米须和炙甘草	15	20.0	93.3
葛根	牡丹皮和炙甘草	15	20.0	93.3
菟丝子	山茱萸和玉米须	15	20.0	86.7
葛根	荔枝核和牡丹皮	15	20.0	86.7
葛根	百合和菟丝子	15	20.0	86.7
牡丹皮	玉米须和炙甘草	15	20.0	80.0
玉米须	牡丹皮和炙甘草	15	20.0	80.0
葛根	玉米须和生地黄	15	20.0	80.0

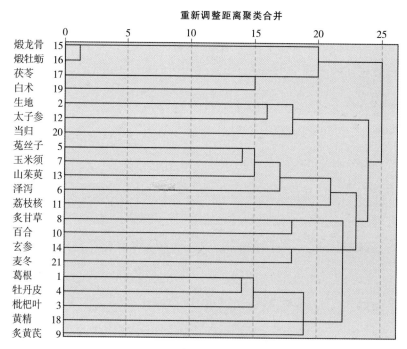

图 4-2　高频中药聚类分析

表 4-4　高频中药聚类组合分析

聚类	新方组合
C1	炙黄芪、牡丹皮、麦冬、黄精、玄参、百合、葛根、枇杷叶、炙甘草
C2	菟丝子、玉米须、山茱萸、泽泻、荔枝核
C3	煅龙骨、煅牡蛎、茯苓、白术
C4	生地黄、太子参、当归

四、启示

2 型糖尿病属中医"消渴"范畴,其病机为阴虚燥热,治疗重在滋阴清热。本研究结果显示,高频药物中频次超过 30 次的药物多具有滋阴清热之效。方朝晖教授主张在临床诊疗过程中注重辨证论治。他认为,气阴两虚证的 2 型糖尿病多为肺、脾、肾三脏俱虚所致。消渴又称"消瘅""脾瘅",在调节肺、脾、肾三脏的同时,更应注重调脾。通调水道为肺的主要功能之一,肺气虚则气机宣发、肃降失常,气机紊乱则无法正常推动水液运行。若肺的阴津不足,则表现为口干口渴多饮,可用枇杷叶、百合等滋生肺津;脾气虚则运化水谷精微的功能失调,同时患者多嗜食肥甘,故水谷精微输布失调而无法荣养肢体筋肉,患者可见消瘦、肢体麻木等症状,可用茯苓、白术、麦冬等健脾生胃津;肾气阴两虚,肾失固摄,可见出血、小便频多等症状,可用菟丝子、山茱萸、太子参、黄精等滋补肝肾、补肾固精之品,以及生地黄、牡丹皮、玄参等清虚热之品,以防虚火灼伤阴津而进一步亏耗津液。葛根为高频药物中使用频次最高的中药,其药用部位为根部,常取入土深者。中医基础理论认为,脾属土,主运化水谷、运化水液。古代医家张元素、陆子贤等也曾多次提及葛根归足阳明胃经。方朝晖教授认为,2 型糖尿病的发生发展与现代人饮食结构的变化密切相关,葛根的高频使用,切中病机。脾主四肢,肢体若失于脾胃津液的濡养,则易四肢麻木、屈伸不利,正如《伤寒论》中记载:"太阳病,项背强几几,无汗恶风,葛根汤主之。"可见葛根对项痹这一类痹证具有相应的疗效,这类症状对应现代医学 2 型糖尿病周围神经病变。现代药理学研究表明,葛根提取物葛根素对周围神经具有良好的保护作用,可有效改善肢体感觉减退的相应症状。

在药物二项关联分析中可见,前 5 对药对主要为葛根—枇杷叶、葛根—牡丹皮、葛根—玄参、煅牡蛎—煅龙骨、煅龙骨—煅牡蛎。其中,前 3 对充分体现了"肺、脾、肾三脏同治"的治疗思想,以葛根为核心药物,枇杷叶上行清肺热、生肺津,具有生津止渴利尿之效。牡丹皮、玄参清热凉血,牡丹皮兼清虚热且活血化瘀,可预防糖尿病所致的血管病变。动物实验表明,牡丹皮可抗炎抗氧化,可抑制糖尿病性肾病的进程;玄参可预防糖尿病足的发生发展。煅龙骨—煅牡蛎药对的高频出现提示 2 型糖尿病患者常伴失眠,这为临床上 2 型糖尿病的诊治提供了新的启示。在药物三项关联分析中,葛根—牡丹皮—枇杷叶充分体现了"三焦同治"的理念。

我们对高频药物进行聚类分析,得出 4 类聚类。其中 C1 为炙黄芪、牡丹皮、麦冬、黄精、玄参、百合、葛根、枇杷叶和炙甘草。炙黄芪补中益气,尤善补脾气,使气机调,则津液畅;百合、枇杷叶清上焦肺热;麦冬、葛根清中焦胃热;牡丹皮、玄参清下焦虚火;黄精并补肺、脾、肾三脏;炙甘草调和诸药,和中缓急。

本研究通过收集方朝晖教授治疗 2 型糖尿病气阴两虚证的中药处方,并利用相应的数据处理软件进行数据挖掘,总结了方朝晖教授的用药规律。方朝晖教授强调,临床用药应以辨证论治为基础,针对 2 型糖尿病之气阴两虚证的病机特点,以益气养阴生津为根本治疗原则,重视肺、脾、肾三脏共调,上、中、下三消同治,同时结合 2 型糖尿病的致病因素和患者日常的饮食习惯,充分发挥了中医药治疗糖尿病的优势,为临床上治疗 2 型糖尿病之气阴两虚证提供数据及经验支持。由于本研究纳入的样本量有限,尚需后期继续完善相关临床及实验研究,进而为本经验的推广和应用提供更可靠的依据。

参 考 文 献

[1] Li Y,TENG D,SHI X G,et al.Prevalence of diabetes recorded in mainland China using 2018 diagnostic criteria from the American diabetes association:national cross sectional study [J].BMJ,2020,369:997.

[2] LI Z, CHENG Y, WANG D, et al. Incidence rate of type 2 diabetes

mellitus after gestational diabetes mellitus：A systematic review and meta-analysis of 170,139 Women [J]. J Diabetes Res,2020,10（1）：1-12.

[3] 张一童.2 型糖尿病常见中医证型及其临床特点分析[D].沈阳：辽宁中医药大学，2016.

[4] 中华医学会糖尿病学分会.中国 2 型糖尿病防治指南（2020 年版）[J].中华内分泌代谢杂志,2021,37（4）：311-398.

[5] 庞国明,倪青,张芳.2 型糖尿病病证结合诊疗指南[J].中医杂志,2021,62（4）：361-368.

[6] 国家药典委员会.中华人民共和国药典：一部[M].北京：中国医药科技出版社,2020:3.

[7] 郑洪新.张元素医学全书[M].北京：中国中医药出版社,2015.

[8] 王凌霄,温宏峰,才丽娜,等.葛根素注射液治疗糖尿病周围神经病变的疗效及对肌电图、血液流变学的影响[J].世界中医药,2018,13（8）：1929-1932.

[9] LIM H S,KIM Y J,KIM B Y, et al. The Anti-neuroinflammatory activity of tectorigenin pretreatment via downregulated NF-κB and ERK/JNK pathways in BV-2 microglial and microglia mnactivation in mice with lipopolysaccharide[J]. Frontiers in pharma cology, 2018（9）：462.

[10] 徐畅,石岩,杨宇峰.基于网络药理学探讨枇杷叶治疗糖尿病作用机制[J].辽宁中医药大学学报,2020,22（12）：133-138.

[11] 张萌,杨立诚,陈娟,等.牡丹皮多糖组分对糖尿病肾病大鼠肾脏损伤的保护作用研究[J].中国中药杂志,2021,2:24.

[12] 刘骏逸,程卫东,李朝晖,等.基于网络药理学研究玄参治疗糖尿病足的作用机制[J].中医研究,2021,34:50-55.

[13] 段卉妍,黄文雅,黄晓飞.失眠与 2 型糖尿病相关性的研究进展[J].
中国糖尿病杂志,2022,30(1):70-72.

第五章

基于数据挖掘的
方朝晖教授治疗肾虚血瘀证2型
糖尿病合并骨质疏松症
用药规律的研究

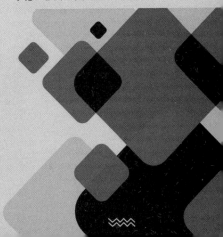

一、概述

骨质疏松症是较常见的2型糖尿病合并症。越来越多的研究提示,糖尿病是脆性骨折的危险因素。本病病机主要为肾虚血瘀,病性为本虚标实。患者临床多表现为多尿、多饮、体重减轻、骨痛、脊柱变形,甚至发生骨折,治疗当补肾活血。本研究建立了肾虚血瘀证2型糖尿病合并骨质疏松症中药治疗数据库,通过分析方朝晖教授运用中药治疗本病的经验,进而总结出方朝晖教授的用药规律。

二、具体研究方法

1.研究资料

(1)资料来源:研究病例来源于2018年1月至12月在安徽中医药大学第一附属医院内分泌科采用中药治疗的193例肾虚血瘀证2型糖尿病合并骨质疏松症患者,处方582张。临床疗效判断的主要依据为患者多尿、多饮、体重减轻、骨痛等自觉症状及血糖、骨密度等指标的改善情况,所选病案均为治疗后有效。

(2)诊断标准:

①2型糖尿病合并骨质疏松症诊断标准:参照中华医学会糖尿病学分会《中国2型糖尿病防治指南(2017年版)》制定的2型糖尿病诊断标准和中华医学会骨质疏松和骨矿盐疾病分会《原发性骨质疏松症诊疗指南(2017年版)》制定的骨质疏松症诊断标准。

②肾虚血瘀证诊断标准:参照《中药新药临床研究的指导原则》制

定肾虚血瘀证诊断标准(咽干口燥,夜尿频多,神疲乏力,腰背疼痛,活动不利,肢体酸软或水肿,肌肉萎缩,舌质暗淡,脉细涩或弦涩等)。

(3)研究对象纳入标准:

①符合肾虚血瘀证 2 型糖尿病合并骨质疏松症诊断标准;

②病历中患者的临床资料、处方用药等信息完整;

③临床疗效有效者。

(4)研究对象排除标准:

①排除其他疾病引起的骨质疏松症;

②合并有其他严重的糖尿病急性、慢性并发症者;

③服用中药但依存性差的患者。

(5)治疗方法:遵循糖尿病饮食,适量运动,在糖尿病、骨质疏松症常规治疗基础上服用中药,早晚分服。

2.研究方法

(1)建立数据库及规范数据:将肾虚血瘀证 2 型糖尿病合并骨质疏松症患者的年龄、性别、病程、血糖、骨密度等信息录入安徽省中医院临床科研一体化系统,由质控人员进行对比核查,确保数据库中信息的完整性和准确性。依据 2020 年版《中华人民共和国药典》对中药名称进行统一的结构规范化,如"生地"统一为"生地黄","云苓"统一为"茯苓","勾藤"统一为"钩藤","北柴胡"统一为"柴胡"等。

(2)数据处理与挖掘:将患者年龄、病程、血糖、骨密度等数据采用 SPSS 23.0 软件分析处理,计量资料以($\bar{x} \pm s$)表示。所用中药通过复杂系统熵聚类及 Apriori 算法等分析用药规律。

三、研究结果分析

1.患者临床资料分析

193 例患者中,女性 157 例,男性 36 例,男女患病比例为 1∶4.36。平均年龄(66.48±7.75)岁,病程(11.63±2.04)年。糖化血红蛋白(8.24±2.56)%,骨密度(2.92±0.48)g/cm²。

2.药物使用规律分析

(1)中药频次分析:使用中药 255 种。使用频次位于前 20 位的中药见表 5-1。其中,最常用的中药为茯苓,每张处方中出现的频率为 78.52%。出现频次超过 240 次的中药,还有白术、黄芪、泽泻、生地黄、桂枝。

表 5-1　中药使用频次分析

药名	频次	药名	频次
茯苓	457	牡丹皮	165
白术	435	柴胡	164
黄芪	279	当归	150
泽泻	261	麦冬	147
生地黄	247	葛根	140
桂枝	241	白芍	125
陈皮	233	黄芩	110
丹参	210	山药	107
川芎	190	威灵仙	95
红花	171	玄参	95

(2)四气五味及归经分析:从药物的性味归经上看,温性药92味,寒性药89味,平性药59味,凉性药10味,热性药5味;甘味药168味(含淡味药12味),苦味药98味,辛味药82味,酸味药18味,咸味药22味(含涩味药17味);归肝经者多达123味,归肺经药97味,归胃经药76味,归脾经药63味,归肾经药62味,归心经药57味,归小肠经药57味,归大肠经药31味,归膀胱经药19味,归胆经药13味,归心包经药3味,归三焦经药3味。

(3)复杂网络分析:通过熵聚类分析治疗过程中所用的全部中药,得到核心处方。核心处方共有8味药,分别为茯苓、红花、黄芪、泽泻、白术、桂枝、陈皮和柴胡,见图5-1。

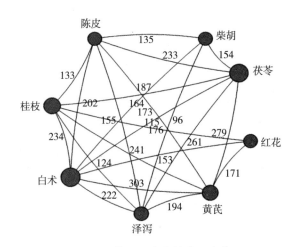

图5-1 核心处方中的常见中药

(4)中药药对配伍:对全部中药进行相对固定的药对配伍关联分析发现,支持度>50%且置信度>70%的二药配伍组合有4组,三药配伍组合有3组,见表5-2。

表 5-2　常用二药、三药配伍组合表

药对		支持度 /% (＞50%)	置信度 /% (＞70%)	药对		支持度 /% (＞50%)	置信度 /% (＞70%)
后项	前项			后项	前项		
白术	茯苓	64.15	71.43	白术	陈皮、山药	50.51	83.33
生地黄	牡丹皮	56.83	72.72	白术	茯苓、黄芪	50.51	79.17
白术	山药	50.51	79.17	白术	黄芪、丹参	50.51	75.00
茯苓	山药	50.51	70.83				

四、启示

纳入研究的患者平均年龄约为 66 岁,平均病程约 12 年,与糖尿病患者病程 10 年以上往往伴多种慢性并发症的情况一致。同时患者糖化血红蛋白超过 8.0%,与 2 型糖尿病患者控制目标中糖化血红蛋白达标值小于 7.0% 相比,提示此类患者糖尿病综合管理的达标率尚低。

本研究统计 193 例肾虚血瘀证 2 型糖尿病合并骨质疏松症患者信息,结果显示,使用频次居前 5 位的药物为茯苓、白术、黄芪、泽泻、生地黄。其中,温性药 2 味,寒性药 2 味,平性药 1 味;甘味药 5 味,淡味药 1 味,苦味药 1 味;归脾经药有 3 味,归肾经药 3 味,归心经药 2 味,归肺经药 2 味,归肝经药 1 味,归胃经药 1 味,归膀胱经药 1 味。从这 5 味药物的四气及结合全部药物的寒性温性比例(约 1∶1)来分析,治疗 2 型糖尿病合并骨质疏松症应当寒温药物并用,这一点符合长期患病患者寒热错杂的病性特征。现代医学认为,2 型糖尿病发病机制与脾(胰)功能紊乱密切相关。药方中多选择甘味药,这是因为甘味药归脾经,具有补益和中的功效,不温不燥,符合本病阴虚燥热的病机。同时,甘味药能缓急止痛,能减轻以骨痛为主要表现的患者痛苦。此外,药方中多选择归脾经和肾经的药物,这是因为脾旺则生化充足,气血源源不断,痰浊不生,气血调达,濡养全身;肾经药物可补髓填精,益阴助阳,活血通脉。由此可见,通过脾肾同调可以改善 2 型糖尿病合并骨质疏松症患者因"不通则痛""不荣则通"的病症。从全部药物的归经来看,入肝经者最多。这是因为肝主藏血,在体合筋,2 型糖尿病合并骨质疏松症的筋骨病变是肝肾同病的外在表现,肝肾同源,故调肾不离疏肝养肝等治法。

茯苓、泽泻、生地黄与使用频次较多的牡丹皮配伍,构成六味地黄丸中的主要药物。生地黄偏补肾阴,可补患者之不足而治本。茯苓、泽泻、牡丹皮为其"三泄"药物,通过祛湿化浊活血而治患者之标。四药合用,补泻兼顾,共治标本。陈建鸿等采用六味地黄丸治疗 55 例 2 型糖尿病合并骨质疏松症患者 12 个月后发现,患者抗酒石酸酸性磷酸酶水平显著低于对照组,骨钙素水平明显高于对照组,且六味地黄丸治疗后可明显增加患者腰椎、股骨颈骨密度水平。另有多项研究显示,六味地黄丸可显著改善女性患者绝经后骨质疏松性疼痛、躯体和脑力疲劳等症状。还有研究显示,六味地黄丸治疗肾阴虚证绝经后骨质疏松症的机理可能与其上调 CLCF1 介导的 JAK-STAT 信号通路及上调 TNP1 基因、促进雌激素与其受体结合、促进骨形成、改善骨质疏松有关。戴冰等观察牡丹皮作为主药改善绝经后骨质疏松症大鼠模型的作用机制之一可能与调节股骨成骨细胞中 OPG/RANKL/RANK 系统有关。

核心处方中茯苓为最核心的药物。茯苓,味甘、淡,性平,归脾、肾等经,专健脾,有助生气、生血之功效,能鼓动机体阳气外达于肢体,善治因寒或瘀所致的肢体疼痛。茯苓与其他核心药物桂枝、白术配伍,为《金匮要略》中苓桂术甘汤之主药。白术可增强茯苓之健脾功效,桂枝通阳化气,两药合用,共奏祛除痰浊、瘀血之邪。苓桂术甘汤还可应用于糖尿病前期的治疗。梁厚策、柯斌等的研究表明,苓桂术甘汤可降低患者的空腹血糖、餐后 2 h 血糖、糖化血红蛋白、体质指数等,可改善患者的胰岛素抵抗。红花,味辛,性温,归心、肝经,具有活血通经、散瘀止痛的作用。曹鹏冲等观察红花煎剂对去卵巢大鼠模型能起到抑制腰椎骨量的丢失,提高腰椎骨的骨密度,促进骨小梁变密、变粗等作用,从而防治骨质疏松症的发生。

我们在参考张雪竹等对白术—茯苓靶点—疾病相互作用网络的研究的基础上,通过关联规则分析发现,7 组药对中白术—茯苓改善骨质疏松症的作用靶点蛋白为 PTGS2。二甲双胍是治疗糖尿病患者的基础用药,其导致的频繁出现的胃痛、胃胀、恶心、泄泻等胃肠道不良反应常影响患者的生存质量。李晨观察到在服用二甲双胍的基础上,加用茯苓—山药可明显缓解患者的胃肠道不良反应,并且有辅助二甲双胍降糖的作用。

本研究初步总结了方朝晖教授运用补肾健脾活血类中药治疗 2 型糖尿病合并骨质疏松症的用药规律,体现了中医思维中病症结合的诊疗模式。今后,我们将增加样本量的临床验证观察及开展作用机制探讨,以期更好地指导临床实践。

参 考 文 献

[1] USALA R L,FERNANDEZ S J,METE M,et al.Hyponatremia is associated with increased osteoporosis and bone fractures in patients with diabetes with matched glycemic control [J].J Endocr Soc,2019,3（2）:411-426.

[2] COSMAN F,DE BEYR S J,LEBOFF M S,et al.Clinician's guide to prevention and treatment of osteoporosis [J].Osteoporosis Int,2014,25

(10):2359-2381.

[3] 赵进东,牛云飞,李中南,等.韩明向论治骨质疏松症临床经验浅析[J].中医药临床杂志,2017,29(5):629-630.

[4] 赵进东,舒仪琼,刘剑,等.复方补肾活血颗粒对肾虚血瘀证绝经后非老年骨质疏松症患者视觉模拟评分和骨密度影响的临床观察[J].中国骨质疏松杂志,2018,24(1):98-101.

[5] 郑筱萸.中药新药临床研究指导原则[M].北京:中国医药科技出版社,2002(5):233-237,356-360.

[6] 中华医学会糖尿病学分会.中国2型糖尿病防治指南(2017年版)[J].中国糖尿病杂志,2014,22(8):23-24.

[7] 中华医学会骨质疏松和骨矿盐疾病分会.原发性骨质疏松症诊疗指南(2017)[J].中华骨质疏松和骨矿盐疾病杂志,2017,10(5):413-443.

[8] 国家药典委员会.中华人民共和国药典:一部[M].北京:中国医药科技出版社,2020.

[9] ZHOU X,CHEN S,LIU B,et al. Development of traditional Chinese medicine clinical data warehouse for medical knowledge discovery and decision support[J]. Artif Intell Med, 2010,48(2/3):139-152.

[10] POP-BUSUI R,BOULTON A J,FELDMAN E L,et al.Diabetic neuropathy:a position statement by the American diabetes association[J]. Diabetes Care,2017,40(1):136-154.

[11] ANG L,JAISWAL M,MARTIN C,et al.Glucose control and diabetic neuropathy:lessons from recent large clinical trials [J].Curr Diab Rep, 2014,14(9):528.

[12] 赵进东,石国斌,牛云飞,等.参术调脾颗粒对脾虚湿盛型IGT患者

的影响[J].中国中西医结合杂志,2017,37(11):1396-1399.

[13] 王晶,岳仁宋,汪晓敏,等.基于"脾气散精"理论探讨助脾散精法对2 型糖尿病患者肠道菌群及免疫功能的影响[J].中华中医药杂志,2019,34(7):2994-2996.

[14] 陈建鸿,詹开宇,张冬梅.西格列汀联合六味地黄丸治疗 2 型糖尿病骨质疏松症患者的效果观察 [J]. 贵州医药,2016,40(11):1157-1159.

[15] 王玺,罗志秀.六味地黄丸联合鲑鱼降钙素对改善绝经后骨质疏松性疼痛症状的临床研究 [J]. 中国骨质疏松杂志,2018,24(11):1485-1488.

[16] 郭小双,郑剑南,曹俊青,等.六味地黄丸配合阿仑膦酸钠治疗肝肾阴虚型绝经后骨质疏松症的临床研究 [J]. 湖北中药大学学报,2018,20(2):82-84.

[17] GE J R,XIE L H,CHEN J,et al.Liuwei Dihuang pill treats postmenopausal osteoporosis with Shen （Kidney）Yin deficiency via janus kinase/signal transducer and activator of transcription signal pathway by up –regulating cardiotrophin –Like cytokine factor 1 expression [J].Chinese Journal of Integrative Medicine,2018,24(6):415-422.

[18] 卢严方,林贯川,刘倩倩,等.六味地黄丸对绝经期肾阴虚骨质疏松症的基因表达调控数据分析[J].中国骨质疏松杂志,2017,23(3):350-356.

[19] 戴冰,李玉星,张嘉妮,等.六味地黄汤及其 "补泻"药对对绝经后骨质疏松大鼠股骨和肾脏中 OPG 及 RANKL 蛋白表达的影响 [J].中国实验方剂学杂志,2018,24(2):116-122.

[20] 梁厚策,王松林.苓桂术甘汤＋干预生活方式联合二甲双胍治疗痰湿壅盛糖尿病肥胖随机平行对照研究 [J]. 实用中医内科杂志,2016,30(11):40-42.

[21] 柯斌,师林,张俊杰,等.加味苓桂术甘汤联合短期禁食治疗肥胖型糖耐量异常的临床研究[J].中药材,2012,35(5):843-845.

[22] 曹鹏冲,雷伟,颉强,等.藏红花煎剂对去卵巢大鼠腰椎骨密度及微观结构的影响[J].中国骨质疏松杂志,2011,17(7):574-577.

[23] 张雪竹,白旭光,戴旖旎,等.基于网络药理学的"白术—茯苓"药对作用机制分析[J].临床医学研究与实践,2019,4(10):1-3,7.

[24] 李晨. 山药配茯苓对二甲双胍胃肠道不良反应的治疗研究[J].2017,9(33):38-39.

第六章

基于数据挖掘的
方朝晖教授治疗气阴两虚夹瘀证
糖尿病足用药规律的研究

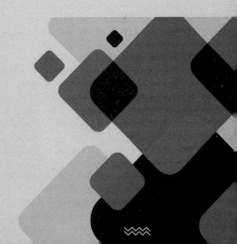

一、概述

糖尿病足(diabetic foot,DF)是以下肢远端神经病变和不同程度周围血管病变为发病基础,以感染或者压力为导火索而诱发足部溃疡感染和(或)深层组织破坏的一种严重糖尿病并发症。糖尿病患者发生足溃疡的风险高达 25%。据统计,中国糖尿病患者的足溃疡和截肢发生率分别为 8.1%和 5.1%,足溃疡患者死亡率为 14.4%。中医将糖尿病足归为"脱疽"范畴,本文通过数据挖掘技术,总结和分析了方朝晖教授应用中药治疗气阴两虚夹瘀证糖尿病足的用药规律,归纳出方朝晖教授运用中药治疗糖尿病足的优势及特色。

二、具体研究方法

1.研究资料

(1)资料来源:基于 HIS 数据采集 2012 年 12 月至 2017 年 12 月安徽中医药大学第一附属医院内分泌科经方朝晖教授治疗的气阴两虚夹瘀证糖尿病足住院患者 238 例。

(2)研究对象纳入标准:

①满足 1990 年 WHO 诊断标准;

②满足 1999 年国际糖尿病工作组关于糖尿病足定义;

③有完整的研究病历,即包括患者的姓名、年龄、性别、西医诊断、中医证候诊断和中药处方信息;

(3)研究对象排除标准：

①病史资料及临床数据不完整；

②除严重的足病外的糖尿病急慢性并发症；

③妊娠期、哺乳期女性；

④存在手术或严重的足病除外的感染等应激状态；

⑤既往或现患恶性肿瘤；

⑥合并其他内分泌疾病。

2. 研究方法

(1)资料收集：收集患者病历资料及临床指标，包括姓名、性别、年龄、吸烟史、饮酒史、空腹血糖(FPG)、糖化血红蛋白(HbA1c)、白细胞计数(WBC)、中性粒细胞计数(N)、红细胞计数(RBC)、超敏 C 反应蛋白(CRP)和核心中药的频次、性味、归经。

(2)数据处理与分析：年龄、性别、生化指标等数据采用 SPSS 23.0 软件分析处理，正态分布计量资料以($\bar{x}\pm s$)表示，采用离差平方和法进行描述性分析。

①数据标准化：参照《中药学》《中药大辞典》对数据中包含的药物药名、药物归经、性味等进行规范处理。

②数据处理：对数据进行频次分析，计算药物的种类，对使用的口服中药进行频次分析。

三、研究结果分析

1.患者临床资料分析

资料完整且具有中药处方的气阴两虚夹瘀证糖尿病足患者 238

例,男 151 例,女 87 例,年龄 40~90 岁。按年龄对 238 例 2 型糖尿病足患者分组(见表 6-1),年龄 50~59 岁患者的空腹血糖(FPG)、糖化血红蛋白(HbA1c)、白细胞计数、红细胞计数、中性粒细胞计数更高,FPG 为 (10.036 ± 3.615)mmol/L,HbA1c 为 (10.317 ± 3.242)%, 白细胞计数为(9.649 ± 2.306)×10^9/L,红细胞计数为(3.751 ± 1.262)×10^{12}/L,中性粒细胞计数为(6.493 ± 2.164)×10^9/L,见表 6-1。

表 6-1 238 例糖尿病足患者核心指标情况

年龄分组	空腹血糖 /(mmol/l)	糖化血红蛋白 /%	白细胞计数 /(×10^9/L)	红细胞计数 /(×10^{12}/L)	中性粒细胞计数 /(×10^9/L)
40~49 岁	7.583 ± 6.587	8.667 ± 2.400	8.233 ± 1.042	3.210 ± 1.175	6.076 ± 2.022
50~59 岁	10.036 ± 3.615	10.317 ± 3.242	9.649 ± 2.306	3.751 ± 1.262	6.493 ± 2.164
60 岁以上	7.100 ± 3.246	8.846 ± 2.493	8.241 ± 3.048	3.951 ± 0.593	5.678 ± 2.902

2.药物使用规律分析

(1)中药频次分析:对 238 例气阴两虚夹瘀证糖尿病足患者住院期间口服中药进行筛选、分析,我们发现使用频次居前 20 位的中药是当归(196 次)、黄芪(188 次)、茯苓(157 次)、白术(150 次)、白芍(150 次)、丹参(142 次)、川牛膝(137 次)、麦冬(104 次)、炙甘草(95 次)、红花(86 次)、桃仁(82 次)、陈皮(74 次)、木香(73 次)、甘草(72 次)、牡丹皮(67 次)、熟地黄(65 次)、地龙(63 次)、肉桂(59次)、党参(59 次)、赤芍(56 次),见表 6-2。

(2)核心中药的归经特点:分析方朝晖教授治疗气阴两虚夹瘀证糖尿病足中药处方中的 129 味常用中药的归经特点,见图 6-1,排名前 5 位药物的归经分别为肝、肺、脾、胃、肾经,其中归肝经的中药 112 味,归肺经的中药 80 味,归脾经的中药 79 味,归胃经的中药 69 味,归肾经的中药 67 味,归心经的中药 53 味。在归肝经的中药中,以当归、白芍、丹参、川芎、川牛膝、红花、桃仁、牡丹皮、熟地黄和地龙使用频次较多,见表 6-3。

表 6-2　使用频次排名居前 20 位的核心中药统计表

药物	频次	药物	频次
当归	196	桃仁	82
黄芪	188	陈皮	74
茯苓	157	木香	73
白术	150	甘草	72
白芍	150	牡丹皮	67
丹参	142	熟地黄	65
川牛膝	137	地龙	63
麦冬	104	肉桂	59
炙甘草	95	党参	59
红花	86	赤芍	56

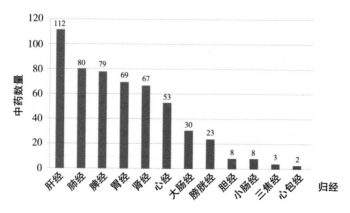

图 6-1　气阴两虚夹瘀证糖尿病足中药处方中中药归经分布

表 6-3　使用频次居前 10 位的中药归经情况

肝经		肺经		脾经		胃经		肾经		心经	
中药名称	频次	中药名称	频次	中药名称	频次	中药名称	频次	中药名称	频次	中药名称	频次
当归	196	黄芪	188	当归	196	白术	150	茯苓	157	当归	196
白芍	150	茯苓	157	黄芪	188	麦冬	104	川牛膝	137	茯苓	157
丹参	142	麦冬	104	茯苓	157	炙甘草	95	牡丹皮	67	丹参	142
川芎	141	炙甘草	95	白术	150	木香	73	熟地黄	65	麦冬	104
川牛膝	137	桃仁	82	白芍	150	甘草	72	肉桂	59	炙甘草	95
红花	86	陈皮	74	炙甘草	95	天花粉	45	泽泻	41	红花	86
桃仁	82	甘草	72	桃仁	82	薏苡仁	40	山茱萸	40	桃仁	82
牡丹皮	67	党参	59	陈皮	74	麦芽	28	山药	39	甘草	72
熟地黄	65	栀子	48	木香	73	玄参	26	煅牡蛎	33	牡丹皮	67
地龙	63	天花粉	45	甘草	72	知母	26	鸡血藤	32	肉桂	59

大肠经		膀胱经		胆经		小肠经		三焦经		心包经	
中药名称	频次	中药名称	频次	中药名称	频次	中药名称	频次	中药名称	频次	中药名称	频次
桃仁	82	地龙	63	川芎	141	黄芪	34	木香	73	川芎	141
木香	73	桂枝	44	木香	73	车前子	17	栀子	48	大黄	20
黄芪	34	泽泻	41	黄芪	34	淡竹叶	14	香附	8		
龙骨	27	黄柏	30	柴胡	19	连翘	12				
厚朴	23	防己	13	黄连	17	车前草	3				
大黄	20	玉米须	13	酸枣仁	16	瞿麦	3				
火麻仁	20	独活	9	玉米须	13	鸡内金	3				
黄连	17	草薢	7	竹茹	12	郁李仁	2				
柏子仁	13	羌活	7								
乌梅	6	白鲜皮	7								

（3）核心中药药味特点：我们根据中药药味特点，筛选出 145 味核心中药，以甘（100）味、苦（99）味、辛（77）味、淡（58）味药物较多，见图6-2。其中，甘味药物中使用频次较多的是当归、黄芪、茯苓、白术、川牛膝、麦冬、炙甘草、桃仁、甘草和熟地黄，见表 6-4。

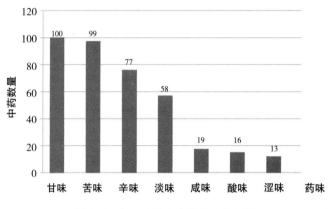

图 6-2　145 味核心中药药味分布图

表 6-4 145 味核心中药药味使用频次居前 10 位的中药

序号	甘味 药物	频次	苦味 药物	频次	淡味 药物	频次	涩味 药物	频次	酸味 药物	频次	咸味 药物	频次	辛味 药物	频次
1	当归	196	白术	150	茯苓	157	山茱萸	40	白芍	150	地龙	63	当归	196
2	黄芪	188	白芍	150	川牛膝	137	龙骨	27	山茱萸	40	水蛭	48	川芎	141
3	茯苓	157	丹参	142	炙甘草	95	煅龙齿	19	牛膝	26	煅牡蛎	33	红花	86
4	白术	150	川牛膝	137	桃仁	82	芡实	13	枳壳	18	珍珠母	32	陈皮	74
5	川牛膝	137	麦冬	104	甘草	72	麻黄根	10	酸枣仁	16	玄参	26	木香	73
6	麦冬	104	桃仁	82	党参	59	煅龙骨	6	佛手	10	旋覆花	5	牡丹皮	67
7	炙甘草	95	陈皮	74	水蛭	48	乌梅	6	五味子	10	磁石	5	肉桂	59
8	桃仁	82	木香	73	没药	47	鹿角霜	2	木瓜	7	鹿角胶	4	乳香	53
9	甘草	72	牡丹皮	67	泽泻	41	白及	2	乌梅	6	桑螵蛸	4	没药	47
10	熟地黄	65	赤芍	56	薏苡仁	40	枯矾	1	山楂	5	龟板	4	桂枝	44

（4）核心中药药性特点：根据药性规律，我们筛选出核心中药 137 味，按药性分类，可分为寒性药物 68 味、温性药物 61 味、热性药物及凉性药物均 4 味，见图 6-3。寒性药物中使用频率较多的是白芍、丹参、麦冬，频次均在 100 次以上，另外使用频次超过 50 次的药物还有牡丹皮、地龙和赤芍，见表 6-5。

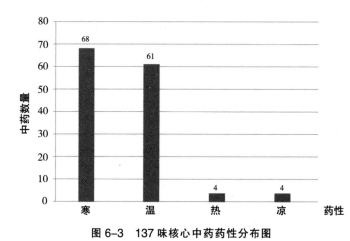

图 6-3　137 味核心中药药性分布图

表 6-5　137 种核心中药药性使用频次居前 20 位的中药

序号	寒		热		温		凉	
	药物	频次	药物	频次	药物	频次	药物	频次
1	白芍	150	肉桂	59	当归	196	薏苡仁	40
2	丹参	142	干姜	10	白术	150	薄荷	19
3	麦冬	104	川乌	1	川芎	141	女贞子	4
4	牡丹皮	67	附子	1	红花	86	葛根	3
5	地龙	63			陈皮	74		
6	赤芍	56			木香	73		
7	栀子	48			松花粉	58		
8	天花粉	45			乳香	53		
9	泽泻	41			桂枝	44		

续表

序号	寒		热		温		凉	
	药物	频次	药物	频次	药物	频次	药物	频次
10	黄芩	34			鸡血藤	32		
11	煅牡蛎	33			炙黄芪	26		
12	珍珠母	32			厚朴	23		
13	黄柏	30			谷芽	23		
14	知母	26			细辛	15		
15	玄参	26			补骨脂	14		
16	金银花	25			小茴香	14		
17	蒲公英	24			姜半夏	13		
18	大黄	20			远志	13		
19	石斛	19			砂仁	11		
20	紫花地丁	19			石菖蒲	11		

四、启示

糖尿病足的发生往往与多种因素相关。本研究中,糖尿病足发生率男性高于女性,可能与男性吸烟、饮酒、自我保健意识差有关。吸烟使血管壁增厚、血液循环阻力增大,引起神经细胞缺血性改变,使糖尿病患者周围血管及神经病变的发生率增加。另外,糖尿病患者因机体免疫功能低下,容易发生不同程度的感染,从而导致血糖出现应激性波动。我们发现,年龄在50~59岁的糖尿病足患者更易合并感染,同时伴有 FPG 及 HbA1c 水平的升高。这是因为随着累积血糖负荷的加重,血糖水平>11.1mmol/L 或 HbA1c 水平>12%时,中性粒细胞功能可能下降,多形核白细胞功能受损,导致白细胞的迁移能力下降,以及吞噬作用和细胞内活性的降低,进而加重足部溃疡的程度。

糖尿病足是以血管和神经病变为先决条件、以感染为导火索而发生的一种糖尿病严重并发症。《灵枢·痈疽》记载："发于足趾,名脱痈。其状赤黑,死不治;不赤黑,不死。不衰,急斩之,不则死矣。"这是古代中医对于糖尿病足最早的描述。中医认为,本病病机本虚标实、虚实夹杂,本虚以阴虚和气虚为主,标实则以气滞、血瘀、寒凝、热毒、痰湿为主,而此与消渴的病机阴虚燥热、耗气伤阴、气阴两虚不谋而合。气阴亏虚亦可致经脉失养,邪入筋脉,阻遏气血,经脉败漏,血泣不通,不通则痛,久则皮肉失养,脱而为疽。另饮食不节,恣食膏粱厚味,易致热毒炽盛,燔灼营血,阻隔经络,终致皮损,离经之血即为瘀血,瘀滞经脉化热,血热则肉腐,发于四肢,可发为脱疽。

我们通过统计分析 238 例气阴两虚夹瘀证糖尿病足患者住院期间口服中药的情况发现,方朝晖教授治疗气阴两虚夹瘀证糖尿病足患者的中药中,使用频次居前 5 位的核心药物为当归、黄芪、茯苓、白术和白芍。核心药物归经多属肝经,以甘味药、苦味药居多,药性偏寒。方朝晖教授认为,糖尿病足的病机虚实夹杂,疾病初期感染较甚,往往夹杂热毒,故核心药物性味以味苦、性寒居多。肝主筋爪,肺主皮毛,本病发病在足,多由正气亏虚、复感外邪所致,故药物入肝、肺两经,故以宣肺益气、疏肝活血、通利筋脉为治疗原则。纵观核心药物的四气五味归经特点,方朝晖教授认为,治疗糖尿病足应首先以寒性药物清热凉血;其次以甘味药物缓急止痛,以苦味药物清解瘀毒,以作用于肝经的药物柔肝疏肝止痛、活血补血化瘀,以作用于肺经的药物益气补中、宣畅气机、托毒生肌。通过数据的挖掘,我们还发现方朝晖教授治疗气阴两虚夹瘀证糖尿病足使用频次居前两位的中药为当归、黄芪。此两药组成药对,是益气活血之经典药对,十分契中本病气阴两虚的病机。另有研究表明,当归、黄芪可在多个环节促进人体造血功能的恢复。当归:黄芪的剂量在(1:5)~(5:1)时,两药配伍有协同增效作用,尤其在当归 10~40 g、黄芪 90~180 g 或当归 50~100 g、黄芪 20~100 g 区间具有很强的协同增效作用。两者促进造血的主要有效物质是多糖类组分、黄芪异黄酮、阿魏酸等。当归具有补血和血、调经止痛、润燥滑肠的功效。《主治秘诀》中记载:"当归,其用有三:心经本药一也,和血二也,治诸病夜甚三也。血壅而不流则痛,当归身辛温以散之,使气血各有所归。"当归多糖可促进造血祖细胞和造血干细胞的增殖、分化,可使微循环中的免疫细胞被激活而发挥良好的补血功效;当归挥发油可促进血管痉挛的缓解和血管扩张;其有机酸中的阿魏酸可对血小板凝集产生有效的抑制作用,因而可保护血管内膜、溶解血浆纤维蛋白、清除自由基,具有抗动脉粥样硬化作用。当归中的藁本内酯具有良好的镇静作用。此外,它还可对损伤的神经起到保护的作用,促进血管内皮生长因子的激活和神经再生,对神经系统具有良好的抗惊厥、镇痛和神经修复等作用。黄芪,自古被誉为"补药之长",《神农本草经》曰:"味甘微温,主痈疽久败创,排脓止痛……补虚……"可见它具有健脾补中、升阳举陷、益卫固表、利尿、托毒生肌之效。现代药理学研究表明,黄芪可使网状内皮系统吞噬功能增强,进而增加多核白细胞数量,令巨噬细胞吞噬指数大大提高,从而促进机体细胞免疫与体液免疫的功能。黄芪多糖能够调节淋巴细胞亚群的比例,并促进淋巴细胞增殖;在黄芪的诱导下,脐带血单核细胞定向分化为树突状细胞,最终增加细胞表面黏附因子的表达和增强机体的免疫功能。同时,黄芪通过对内质网应激的利用,降低了内质网损伤的程度,增加了胰岛素信号的蛋白合成,提高了糖原合成酶的活性,进而改善糖尿病物质代谢状况,对人体血糖水平进行双向调节。糖尿病足患者往往合并严重的血管病变及神经病变,当归、黄芪的有效成分可抗炎、镇痛,对受损的血管及神经起到一定的修复作用,同时两药可增强人体免疫力,有利于控制感染。中医认为,糖尿病足患者大多为老年患者,病程长,往往气虚阴亏症状明显,加之久病瘀血内生,筋脉失养,故治疗中应以当归养血活血,以黄芪益气补中。两药合用,除增加活血化瘀之效外,还可促进气血化生,益卫固表,抵御外邪。此两药皆味甘、性温,可温通气血、消散瘀毒。

另三味核心药物为茯苓、白术、白芍。茯苓味淡,其性上行,可生津液、开腠理、滋水源、通利小便。现代药理学研究认为,茯苓对激活巨噬细胞中的亚硝酸盐含量具有一定的抑制作用,茯苓多糖能直接抑制肿瘤细胞,增强人体免疫力,主要表现在抑制肿瘤生长、增强细胞免疫和体液免疫、加快造血功能的恢复、增加淋巴细胞数、增强巨噬细胞的吞噬功能、明显促进细胞的生长等方面。小剂量茯苓多糖对皮下肉芽肿的形成有抑制作用,可抑制急慢性炎症反应。白术味苦、甘,性温,入脾、胃经,具有健脾益气、燥湿利水、止汗等功效。《神农本草经》曰:"术,味苦温。主风寒湿痹,死肌,痉,疸,止汗,除热,消食,作煎饵……"现代药理学研究表明,白术醇提物可抑制炎症细胞因子 TNF-α、IL-1β 和 PGE$_2$ 的合成和释放,白术内酯 I 、白术内酯 III 能促进炎性巨噬细胞的细胞因子表达发生显著变化,具有抗炎活性,有较好的抗炎、镇痛作用。白术挥发油对多种细菌具有较好的抑菌活性,尤其对鲍曼不动杆菌、金黄色葡萄球菌和草绿色链球菌的抑制率在 95% 以上,抑菌作用非常明显。茯苓、白术两者皆入脾经,可益气健脾、利水化湿。糖尿病足患者久病可致脾气虚弱,气血化生无力,或因腐毒耗伤而致气血亏损,以上两药可调动脾气,脾土居中,可转运气血,协调他脏,有助于气血的化生。白芍,入肝经,味苦、酸。《本草经集注》记载:"主治邪气腹痛,除血痹,破坚积,寒热疝瘕,止痛,利小便,益气。"《名医别录》记载白芍可"通顺血脉,缓中,散恶血,逐贼热,去水气……"。白芍的有效成分——白芍总苷具有抗炎的作用。此外,白芍总苷对白介素-2有一定的抑制作用,故有镇痛的作用。同时,白芍入肝经,肝主筋,肝之气血充盛,则筋得养而强健。白芍可养肝血,柔肝阴,化解挛急止痛。《素问·痿论》曰:"宗筋主束骨而利机关也。"肝主疏泄,为气机之总枢。糖尿病足发病于肢端,以白芍入药,可助经气行走。

本研究基于数据挖掘分析,初步掌握了近年气阴两虚夹瘀证糖尿病足患者的基本临床特征,并在此基础上归纳出方朝晖教授中药治疗本病的用药特点及规律。后期,我们将通过增加样本量,并结合中医证候进行深入的研究,以期提高临床证据,更好地指导临床治疗。

参 考 文 献

[1] 葛均波,徐永健.内科学[M].8 版.北京:人民卫生出版社,2013.

[2] XU Z,RAN X. Diabetic foot care in China:challenges and strategy[J]. Lancet Diabetes Endocrinol,2016,4(4):297-298.

[3] JIANG Y,WANG X,XIA L,et al.A cohort study of diabetic patients and diabetic foot ulceration patients in China[J].Wound Repair Regen, 2015,23(2):222-230.

[4] 宗翠君,周卓宁,韦怡俊,等.中医体质与糖尿病足患者临床相关性研究进展[J].糖尿病新世界,2019,22(3):197-198.

[5] BAKKER K,APELQVIST J,SCHAPER NC,et al.Practical guid e-lines on the management and prevention of the diabetic foot 2011 [J]. Diabetes Metab Res Rev,2012,28(S1):225-231.

[6] 郑筱萸.中药新药临床研究指导原则[M].北京:中国医药科技出版社,2002:233-237.

[7] 国家药典委员会.中华人民共和国药典:一部[M].北京:中国医药科

技出版社,2020.

[8] 韩胜红,齐俊锋,李俊琳,等.吸烟行为与心血管病监测指标的相关
性分析[J].中国公共卫生,35(5):554-557.

[9] MUSA H G,AHMED M E.Associated risk factors and management of
chronic diabetic foot ulcers exceeding 6 months' duration[J].Diabetic
Foot & Ankle,2012,3:10.

[10] 王景,张海丽,于洋.中医药治疗糖尿病足临床研究新进展[J].辽宁
中医药大学学报,2018,20(12):184-187.

[11] 张隐庵.黄帝内经灵枢集注[M].上海:上海科学技术出版社,1958.

[12] 黄红泓,覃日宏,柳贤福.中药当归的化学成分分析与药理作用探
究[J].世界最新医学信息文摘,2019,19(58):127,153.

[13] 张敏,高晓红,孙晓萌,等.茯苓的药理作用及研究进展[J].北华大学
学报(自然科学版),2008,9(1):63-68.

[14] 张晓娟,左冬冬.白术化学成分及药理作用研究新进展[J].中医药信
息,2018,35(6):101-106.

[15] 李乃谦.探讨白芍的药理作用及现代研究进展[J].中医临床研究,
2017,9(20):137-138.

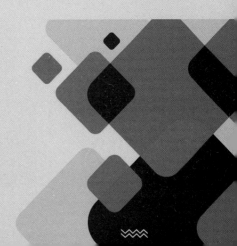

第七章

基于数据挖掘的
方朝晖教授治疗湿热壅盛证
糖尿病足用药规律的研究

一、概述

糖尿病足(diabetic foot,DF)是指糖尿病患者合并血管、神经病变,引起下肢感染、溃疡形成和(或)深部组织的破坏,多是由于机体免疫力低下、创面修复功能差,导致病程长、创面易感染等。相关研究结果显示,在我国城市三级甲等医院中,糖尿病患者截肢占非创伤性截肢的39.5%。糖尿病足已经成为糖尿病患者残疾、死亡的主要原因。中医药在治疗糖尿病并发症方面具有巨大优势。

医院信息系统 (hospital information system,HIS) 可以提供糖尿病足患者的一般情况、诊断及治疗(尤其是内服中药的使用)等数据,这些数据既可以保证研究的客观性和真实性,又可以从 HIS 提供的海量数据中发现中医药配伍隐含的内在规律,分析本病的临床疗效。本文采用关联规则及聚类分析方法,探讨方朝晖教授治疗湿热壅盛证糖尿病足住院患者的用药规律, 挖掘中药配伍中隐含的核心处方模式,为今后临床治疗糖尿病足提供强有力的依据。

二、具体研究方法

1.研究资料

(1)资料来源:我们使用安徽中医药大学第一附属医院病例采集系统软件调取 2013 年 6 月至 2018 年 12 月在安徽省中医院内分泌科住院的湿热壅盛证糖尿病足患者的一般情况、内服中药的使用情况。

(2)研究对象纳入标准:

①西医诊断均为 2 型糖尿病,且符合《中国 2 型糖尿病防治指南》中有关诊断标准。

②糖尿病足符合《糖尿病足诊治指南》。明确患者具有糖尿病史、肢端供血不足和皮肤发凉、刺痛、麻木等情况,足部彩超显示足背血流量降低,动脉内径缩小,伴有粥样斑块形成。糖尿病足溃疡 Wagner 分级:0 级为无溃疡;1 级为浅表溃疡,累及皮肤全层但未累及皮下组织;2 级为深部溃疡,穿透至肌肉层及韧带,未累及骨骼,无脓肿;3 级为深部溃疡合并蜂窝组织炎或脓肿形成,伴有骨髓炎;4 级为小范围局部坏疽;5 级为累及整个足部,大面积坏疽。

③中医辨证属于湿热壅盛证:足感染或溃疡出现,局部和全身症状明显,患足局部红肿疼痛明显,坏疽疮面界限不清,脓腐稠厚,分泌物多,周围组织红肿,向四周扩散迅速,溃则疮色灰黑,脓腥臭难闻,疼痛剧烈;全身壮热,口渴,烦躁,纳呆,便秘或溏,溲黄,舌红,苔黄腻或红绛少苔,脉滑数。治宜清热解毒、和营利湿、通经止痛。多见于感染性局限者。患者必须符合糖尿病足西医诊断及中医诊断标准,且年龄在 18 ~ 75 岁。

(3)研究对象排除标准:

①不符合诊断标准者;

②严重心肝肾功能异常者;

③合并基础疾病多,病情复杂者;

④继发于其他疾病的下肢溃疡者;

⑤对本研究中的某些药物过敏者;

⑥信息记录不全者。

患者如有以上 6 项中任意一项,均不纳入研究对象范畴。

2.研究方法

(1)建立数据库及规范数据。将符合条件的湿热壅盛证糖尿病足患者的姓名、性别、年龄、中药处方等信息录入数据库。利用安徽中医药大学第一附属医院自主研发的糖尿病临床医案诊疗信息采集系统建立数据库。由经过培训的医师录入病历信息,由课题组质控人员核查,以确保信息的准确性。根据普通高等教育"十一五"国家级规划教材《中药学》和2020年版《中华人民共和国药典》确定中药正名,以保证中药名称的统一,防止异名同药。如"生地"统一为"生地黄","苡仁"统一为"薏苡仁","淡子芩"统一为"黄芩",等等。

(2)关联分析是数据挖掘中一项基础又重要的技术,是一种在大型数据中发现变量之间存在关系的方法,用于表示隐含的关联性。我们发现,关联规则的集中趋势在支持度60%和置信度80%时更明显,所以,本研究将关联规则支持度设为60%、置信度设为80%。

(3)聚类分析是数据挖掘技术的又一重要方法。聚类分析法主要根据待分类模式特征的相似或相异程度,对数据样本分组,从而使同一组的数据尽可能相似,不同组的数据尽可能相异。本研究中,我们选取出现频率在前20位的中药,对其进行系统聚类分析,数据根据药物的有无变换为二分类变量(F=无,T=有),不同类间距离测量选取组间连接法,度量标准选取二分类数据的尺度差分输出聚类的树状图。

三、研究结果分析

药物使用规律分析,具体如下。

(1)中药频次分析:根据五性和五味分类,我们分析了726张处方中的 296 种中药的五性和五味关联情况,见表 7-1 和表 7-2。其中寒性药(116 次,39.2%)或温性药(110 次,37.16%)出现频率分别居于第一、第二位,而平性药(726 次,100%)、寒性药(720 次,99.2%)和温性药(718 次,98.9%)是处方使用频率排名前 3 位的中药。

表 7-1　药性使用频率

五性	中药使用频次	中药使用频率	处方频次	处方使用频率
寒性	116	39.2%	720	99.2%
凉性	14	4.7%	660	90.9%
平性	70	23.65%	726	100%
温性	110	37.16%	718	98.9%
热性	6	2.0%	12	1.7%

表 7-2　五味使用频率

五味	中药使用频次	中药使用频率	处方频次	处方使用频率
酸(涩)	39	13.2%	430(68)	59.2%
苦	166	56.1%	721	98.5%
甘(淡)	150	50.7%	726(719)	100%
辛	113	38.2%	725	99.9%
咸	22	7.4%	452	62.3%

根据五味使用频率表(具体见表 7-2),甘味药(中药使用频次 150 次,处方频次 726 次,处方频率为 100%)或辛味药(中药使用频次 113 次,处方频次 725 次,处方频率为 99.9%)或苦味药(中药使用频次 166 次,处方频次 721 次,处方频率为 98.5%)为使用较多的、出现频率较高的中药。726 张处方中,296 味中药归脾、肝、心三经,归脾、肝、心经的中药使用频率分别是 68.9%、60.1%、42.2%,处方频率分别为 100%、99.4%、90.1%,见表 7-3。

表7-3　归经使用频率

归经	中药使用频次	中药使用频率	处方频次	处方频率
肝(胆)	178	60.1%	722(559)	99.4%
心(小肠)	125	42.2%	654(606)	90.1%
脾(胃)	204	68.9%	726(726)	100%
肺(大肠)	87	29.4%	643(512)	88.6%
肾(膀胱)	67	22.6%	601(535)	82.8%
心包(三焦)	11	3.7%	347(36)	47.8%

单味中药的使用:726张处方296味中药中，出现频率较高的20味中药主要有益气健脾类、清热除湿类、活血化瘀类、护胃和中类,见表7-4。

其中,益气健脾类中药有黄芪、山药、茯苓、白术、薏苡仁、甘草；

清热除湿类中药有蒲公英、薏苡仁、泽泻、陈皮；

活血化瘀类中药有丹参、红花、桃仁、当归、鸡血藤、川牛膝；

护胃和中类中药有姜半夏、麦芽。

表7-4　使用频率较高的20味中药

序号	药物名称	频次	使用频率
1	丹参	548	75.5%
2	茯苓	472	65.0%
3	红花	469	64.6%
4	甘草	430	59.2%
5	陈皮	438	60.3%
6	薏苡仁	425	58.5%
7	山药	409	56.3%
8	蒲公英	413	56.9%
9	桃仁	400	55.1%
10	威灵仙	390	53.7%
11	黄芪	389	53.6%
12	当归	377	51.9%

续表

序号	药物名称	频次	使用频率
13	白术	360	49.6%
14	豨莶草	359	49.4%
15	鸡血藤	350	48.2%
16	泽泻	326	44.9%
17	川芎	276	38.0%
18	姜半夏	264	36.4%
19	麦芽	253	34.8%
20	川牛膝	248	34.2%

备注：使用频率 ＝ 草药出现的频次 / 总处方数。

（2）药物关联规则分析：中药之间的关联规则分析，见表7-5。

表7-5　两种中药之间的关联分析

前项	后项	支持度 / %	置信度 / %	提升度
桃仁	红花	62.1	97.6	1.36
桃仁	丹参	62.1	95.7	1.20
桃仁、红花	丹参	60.6	95.6	1.20
红花、茯苓	丹参	60.2	95.0	1.19
薏苡仁、丹参	茯苓	61.7	94.5	1.19
薏苡仁、茯苓	丹参	62.5	93.3	1.17
陈皮、丹参	茯苓	61.4	93.2	1.18
山药	茯苓	63.3	92.8	1.17
蒲公英	茯苓	62.9	92.8	1.17
甘草、茯苓	丹参	62.9	92.8	1.16
薏苡仁	茯苓	67.8	92.2	1.16
陈皮	茯苓	68.6	91.7	1.16
红花	丹参	71.6	91.5	1.15
薏苡仁	丹参	67.8	91.1	1.14

续表

前项	后项	支持度 / %	置信度 / %	提升度
蒲公英	丹参	62.9	91.0	1.14
陈皮、茯苓	丹参	62.9	91.0	1.14
甘草、丹参	茯苓	64.4	90.6	1.14
甘草	丹参	71.2	90.4	1.13
陈皮	丹参	68.6	89.5	1.12
山药	丹参	63.3	89.2	1.12

中药配伍的意义在于增效和减毒。研究中，我们进一步探索了处方的配伍模式，设置最低支持度为 60% 和最小置信度为 80%。置信度较高的三组药物为红花配伍桃仁（97.6%）、丹参配伍桃仁（95.7%）和丹参配伍桃仁、红花（95.6%）。

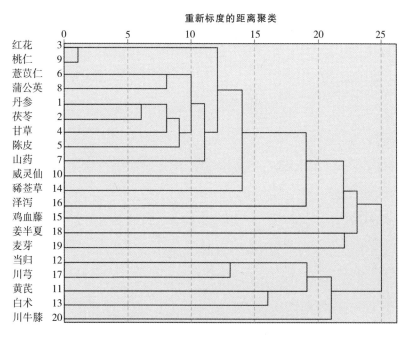

图 7-1　湿热壅盛证糖尿病足居前 20 位的中药聚类分析

药物的聚类分析：我们使用 SPSS 22.0 软件对使用频数较高的药物进行聚类分析。本研究采用系统聚类法，变量之间的相似性测度选用皮尔逊相关系数。利用系统聚类分析法，我们将数据中一些相似程度较大的数据归为一类，将一些相似程度小的归为不同的类，以期发现湿热壅盛证糖尿病足患者组方用药规律。居前 20 位的中药聚类分析情况见图 7-1，聚类分析结果见表 7-6。

表 7-6　中药聚类组合分析

聚类	中药数量	中药	主要功效
1	13	桃仁、红花、丹参、茯苓、陈皮、甘草、蒲公英、薏苡仁、山药、威灵仙、豨莶草、泽泻、甘草	益气健脾，活血化瘀，清热除湿
2	2	姜半夏、麦芽	燥湿化痰，消食健胃
3	5	当归、川芎、黄芪、白术、川牛膝	益气健脾，活血化瘀

四、启示

糖尿病足在中医上属"消渴"合并"脉痹"或"脱疽"的范畴。当代众多医家认为，本病多属虚实夹杂之证，其病因不外乎"虚""邪""瘀"，主要病机为气虚血瘀。脾气亏虚为本病的根本因素，瘀血阻络是发病的关键因素，湿热火毒之邪蕴结体内为重要条件。患者因虚感邪，因邪致瘀，最终瘀阻伤正，形成了虚、邪、瘀的变化。

中医认为，饮食不节、情志失调、劳逸过度、禀赋不足均可引起脾气散精功能失调，导致精微物质不能布散全身，聚为痰湿、瘀血，郁而化火。方朝晖教授认为，脾气亏虚、不能散精是消渴的主要病机，痰湿、瘀血是本病发生发展的重要产物。《圣济总录·消渴门》曰："消渴者……久不治，则经络壅涩，留于肌肉，变为痈疽。"气为血之帅，血为气之母,消渴日久,脾气亏虚,血行不畅,筋脉失养,湿热下注,肢端溃疡;或热毒乘虚侵袭,热盛肉腐,肉腐成脓,发为脱疽。脾气亏虚,水谷精微物质代谢失调,瘀积于经络,发为消渴,经络中精微物质瘀积,阻塞经络,脉络闭塞,气血难达,发为溃疡。方朝晖教授采用益气健脾、活血化瘀、清热除湿之法治疗湿热壅盛证糖尿病足患者。

研究中,我们对 296 味中药进行分类,发现甘味药、苦味药和辛味药为使用频率较高的中药。中医理论认为,甘味药具有调和药性、补益和中、缓急止痛的作用。糖尿病足患者多有炎症表现,疼痛较剧烈,故用甘味药可起到缓急止痛的功效,同时还能补脾和中、调理脾胃。苦味药具有清泄火热、泄气降逆、通泄大便、燥湿坚阴等作用。辛味药具有发散、行气、行血的作用,多用于治疗气血阻滞之证。因此,具有健脾和胃作用的甘味药、具有行气行血作用的辛味药、具有清热除湿作用的苦味药相配,可起到益气健脾、活血化瘀、清热除湿的功效。从药性方面来看,平性、温性和寒性药是使用频率排名前 3 位的中药。寒性药具有清热解毒、泻热通便等功效,平性药物药性平和、作用较缓和,温性药物有活血化瘀通络之效。

726 张处方中,排名前 20 位的中药分别有益气健脾药、清热除湿药、活血化瘀药。排名前 20 位的中药有 6 种具有益气健脾之效,其中以茯苓的使用频次最高;6 种具有活血化瘀之效,其中以丹参的使用频次最高。《素问·本脏》指出:"脾脆善病消瘅。"《景岳全书》云:"消渴虽有数者之不同,其为病之肇端,皆膏粱肥甘之变,酒色劳伤之过,皆富贵人病之而贫贱者少有也。"明代楼英在《医学纲目》中指出:"饮食不节,劳倦所伤,以致脾胃虚弱,乃血所生病。主口中津液不行,故口干咽干。"长期嗜食醇酒肥厚之品,形体日见肥胖,久则脾胃运化失职,积热内蕴,化燥伤津,胃热炽盛,故发为消渴。肝主疏泄,能调畅情志,若情志抑郁,肝失疏泄,横逆犯脾,或因忧思伤脾日久,导致脾失运化,精微未经利用而下趋膀胱,可致糖尿病。此外,禀赋不足、劳逸失调及药石所伤均可损伤脾气,脾气亏虚,运化无力,则散精排浊功能出现障碍而发为消渴。当患者长期处于高血糖状态时,血管会形成微循环的障碍,表现为肢体末端的营养供应障碍,出现缺血、缺氧,局部代谢程度降低。血为气之母,气为血之帅,脾气亏虚则导致推动乏力,日久则成血瘀。方朝晖教授认为,脾气亏虚是消渴发生发展的基础,脾虚失运为病机关键,痰湿和瘀血是该病发生发展的重要病理产物。消渴日久,痰瘀阻于四肢、肌肉、脉络,则出现肢体麻木、疼痛无力,甚则发为肢端坏疽。因此,脾气亏虚、瘀血阻滞是本病发生的关键,故应采用益气健脾、活血化瘀之法来治疗糖尿病足。

我们通过对 296 味中药的归经研究发现,糖尿病足的发生与脾有密切的联系,归脾经的药物是治疗糖尿病足的关键药物。同时,归肝经的药物作用也是不容忽视的。糖尿病足好发于足趾部位,尤其好发于第一足趾。第一足趾为足厥阴肝经所循行部位,肝与脾生理上相互依赖、病理上相互影响,肝气郁结,横逆犯脾;脾失健运,痰瘀阻滞,不通则痛。心主血脉,心主神明,归心经且为辛味的药物能行散走窜,可行气活血,可用于治疗气滞血瘀之证。现代药理学研究发现,归心经的中药多用于治疗心脑血管疾病,可起到改善血液循环的作用,正好可用于改善糖尿病足末梢循环不利的症状。

对关联规则的研究结果显示,置信度较高的三组药物配合为红花配伍桃仁(97.6%),丹参配伍桃仁(95.7%),丹参配伍桃仁、红花(95.6%)。其中,药对红花—桃仁,可起到活血化瘀的作用;丹参—桃仁或丹参—桃仁、红花,既养血又活血。现代药理学研究表明,桃仁、红花具有改善微循环、扩张血管、改善血液流变性、抗炎、抗过敏、镇痛等药理活性,丹参具有保护血管内皮、抗氧化应激、调节血糖血脂水平的作用。

从聚类分析的结果来看,共有3类聚类。其中,C1为桃仁、红花、丹参、茯苓、陈皮、甘草、蒲公英、薏苡仁、山药、威灵仙、豨莶草、泽泻、甘草。桃仁、红花、丹参有活血化瘀之功效;茯苓、山药、陈皮、威灵仙、豨莶草、甘草具有益气健脾除湿之功效;蒲公英,味甘,性平,无毒,入肝、胃经,具有清热解毒、利尿散结的功效;薏苡仁、泽泻具有除湿清热之功。C2为姜半夏、麦芽,其具有护胃和中之效,可防止清热药和活血药损伤脾胃气机。C3为当归、川芎、黄芪、白术、川牛膝,具有益气健脾、养血活血之功。当归,味甘、辛,性温,归肝、心、脾经,具有补血活血、调经止痛、润肠通便之功。川芎,味辛,性温,归肝、胆经,可以行气开郁、祛风燥湿、活血止痛。黄芪,味甘,性微温,归肺、脾、肝、肾经,具有益气固表、敛汗固脱、托疮生肌、利水消肿之功。白术,味苦、甘,性温,归脾、胃经,具有益气健脾、燥湿利水、止汗、安胎之效。川牛膝,味苦、酸,性平,归肝、肾经,具有活血祛瘀、补肝肾、强筋骨、利水通淋之效。由此可见,对湿热壅盛证糖尿病足患者而言,方朝晖教授的中医处方集益气健脾、活血化瘀、清热除湿作用于一体,其中益气健脾、活血化瘀是处方的关键。

参 考 文 献

[1] 陆静尔,杨迪,张波,等.糖尿病足患者多药耐药菌感染的危险因素及耐药性分析[J].中华医院感染学杂志,2017,27(7):1531-1534.

[2] 王爱红,许樟荣,纪立农.中国城市医院糖尿病截肢的临床特点及医疗费用分析[J].中华医学杂志,2012,92(4):224-227.

[3] 方朝晖.中西医结合糖尿病学[M].北京:学苑出版社,2011.

[4] 中华医学会糖尿病学分会.中国 2 型糖尿病防治指南[M].北京:北京大学医学出版社,2014:268-270.

[5] 国际血管联盟中国分会糖尿病足专业委员会.糖尿病足诊治指南[J].介入放射学杂志,2013,22(9):705-708.

[6] 卫燕文,柳国斌.糖尿病足的中医证型分析[J].辽宁中医杂志,2011,38(1):27-29.

[7] 高学敏.中药学[M].北京:中国中医药出版社,2007.

[8] 国家药典委员会.中华人民共和国药典:一部.北京:中国医药科技出版社,2020.

[9] 饶媛,邱仕君.基于聚类分析的邓铁涛教授临床用药规律探讨[J].辽宁中医药大学学报,2009,11(7):5-7.

[10] 李亮亮,相胜敏,罗云,等.基于因子分析与聚类分析的糖尿病足坏疽(筋疽型)中医证素辨证研究[J].上海中医药杂志,2019,53(10):24-27.

[11] 周秀娟,张攀,朱建伟,等.基于"脾气散精"理论探讨调节胰岛微循环及血糖波动的方法[J].中医杂志,2018,59(17):1470-1473.

[12] 霍磊,张莉,朱朝军,等.顾护脾胃在糖尿病足治疗中的应用[J].中国中西医结合外科杂志,2019,25(5):836-838.

[13] 徐鹏,石岩.从脾虚探讨糖尿病(消渴)的病因病机[J].辽宁中医杂志,2018,45(9):1841-1844.

[14] 张璐.方朝晖教授从脾论治消渴经验[J].甘肃中医药大学学报,2018,35(3):23-25.

[15] 侯晓苹.心经病变及归心经中药临床应用分析[J].现代养生,2014,8:258.

[16] 杨凯麟,曾柳庭,葛安琪,等.基于网络药理学探讨桃仁—红花药对

活血化瘀的分子机制[J].世界科学技术-中医药现代化,2018,20(12)：
2208-2216.

[17] 孙成静,曾慧婷,宿树兰,等.丹参茎叶提取物及其主要成分对人脐静
脉内皮细胞的保护作用及机制研究[J].中草药,2019,50(14):3357-
3367.

[18] 冯帅,沙爽,常庆,等.丹参酮 ⅡA 对缺血性心脏病中细胞凋亡与自
噬的调控机制研究进展[J].中草药,2018,49(19):4670-4677.

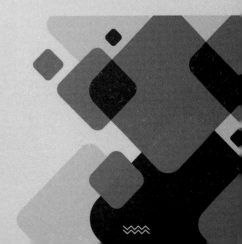

第八章

基于数据挖掘的
方朝晖教授治疗高尿酸血症
用药规律的研究

一、概述

高尿酸血症是常见的内分泌代谢性疾病。此类疾病多由嘌呤代谢障碍引起,严重影响患者的生存质量。一项 Meta 分析研究结果表明,我国高尿酸血症的发病率约为 13.3%。方朝晖教授在诊治高尿酸血症中具有独到的见解,本研究拟通过数据挖掘方法来分析方朝晖教授采用中药治疗高尿酸血症的经验,进而总结出方朝晖教授的用药规律。

二、具体研究方法

1.研究资料

(1)资料来源:病例来源于 2020 年 1 月至 2021 年 4 月经方朝晖教授采用中药治疗的肝肾阴虚证高尿酸血症患者,本研究共纳入 125 例患者。

(2)研究对象纳入标准:

①符合高尿酸血症的西医及中医诊断标准;

②年龄范围为 20~60 岁;

③病历中有完整的患者姓名、性别、年龄及中药等处方信息;

④治疗后,评估临床疗效为有效或显效的患者。

(3)研究对象排除标准:

①有继发性高尿酸血症者;

②有其他肝、肾、心、脑等原发性疾病者;

③治疗期间,未能坚持服用中药者。

2.研究方法

(1)建立数据库及规范数据:将患者的姓名、性别、年龄及中药处方等数据录入 EXCEL 表中,建立数据库,经技术工程师提取数据,由临床医生依据原始资料核对信息,力求数据具有很好的完整性及真实性。对中药的别名、同类药物依据 2020 年版《中华人民共和国药典》进行统一规范化处理。

(2)数据处理与挖掘:将患者姓名、性别及中药处方等信息转化为结构规范化数据。采用 SPSS 23.0 软件对数据进行频数、频率等统计,采用 IBM SPSS Modeler 18.0 软件对中药进行关联分析,并绘制复杂网络图。

三、研究结果分析

1.患者临床资料分析

125 例纳入研究的患者中,男性为 104 例(83.2%),女性为 21 例(16.8%),平均年龄(40.06 ± 10.23)岁,最大年龄为 57 岁,最小年龄为 21 岁。本研究共纳入 125 张有效首诊中药处方。

2.药物使用规律分析

(1)中药频次分析:使用的 130 种中药,除炙甘草作为调和药物使用外,萆薢为最常用的中药,在处方中出现的频率为 89.6%,茯苓、车前子、泽泻出现的频率超过 75.0%,见表 8-1。

(2)复杂网络分析:选取使用频次较高的 20 味中药,通过复杂网络分析挖掘核心处方。核心处方中共有 8 味药物,分别为炙甘草、萆薢、茯苓、车前子、泽泻、白芍、延胡索和百合,见图 8-1。

表 8-1 常用的中药

药名	频次(频率)	常用剂量/g	药名	频次(频率)	常用剂量/g
炙甘草	119(95.2%)	8	白茅根	70(56.0%)	12
萆薢	112(89.6%)	12	木瓜	69(55.2%)	12
茯苓	104(83.2%)	15	茯神	61(48.8%)	15
车前子	102(81.6%)	12	玉米须	50(40.0%)	20
泽泻	99(79.2%)	15	车前草	46(36.8%)	12
白芍	92(73.6%)	12	生地黄	39(31.2%)	20
延胡索	91(72.8%)	15	郁金	35(28.0%)	12
山慈菇	84(67.2%)	6	佩兰	34(27.2%)	12
百合	77(61.6%)	12	蒲公英	32(25.6%)	30

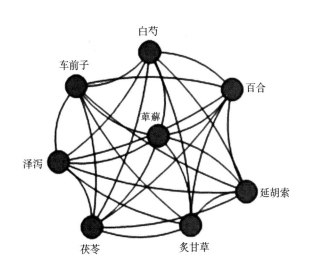

图 8-1 中药复杂网络分析

（3）药物关联规则分析：设定支持度＞10%、置信度＞90%，对使用频次≥20次的中药进行关联规则分析，发现具有代表性的二药有 8 个、三药有 13 个，见表 8-2。

表8-2　具有代表性的中药二项、三项关联规则分析

药对		支持度/% （＞10%）	置信度/% （＞90%）	药对		支持度/% （＞10%）	置信度/% （＞90%）
前项	后项			前项	后项		
白芍	赤芍	19.4	100.0	白芍	赤芍、萆薢	15.6	100.0
茯苓	茯神	38.1	98.4	泽泻	郁金、车前子	13.8	100.0
延胡索	细辛	19.4	96.8	延胡索	细辛、白芍	13.1	100.0
延胡索	茵陈	13.1	95.2	萆薢	佩兰、山慈菇	11.8	100.0
萆薢	佩兰	21.3	91.2	白芍	赤芍、山慈菇	10.6	100.0
白芍	栀子	13.1	90.5	萆薢	茵陈、白茅根	10.0	100.0
茯苓	茵陈	13.1	90.5	茯苓	茯神、萆薢	24.4	97.4
萆薢	茵陈	13.1	90.5	茯苓	茯神、延胡索	20.6	97.0
				茯苓	玉米须、白茅根	13.8	95.5
				泽泻	络石藤、白茅根	11.9	94.7
				萆薢	茵陈、泽泻	10.0	93.8
				泽泻	郁金、木瓜	14.4	91.3
				车前子	赤芍、茯苓	12.5	90.0

四、启示

高尿酸血症属中医的"尿酸浊""浊瘀痹""血浊"等范畴。国医大师朱良春教授认为,高尿酸血症的病机多为脾、肾两脏功能失调而致湿浊内生、瘀滞经脉,治疗上以泄浊化瘀为主。方朝晖教授认为,本病多因患者进食肥甘厚味致痰、湿、热、瘀等凝聚,进而形成浊邪,流注肾脏并损伤经络而致。

本研究发现出现使用频次超过50次的药物有萆薢、茯苓、车前子、泽泻、白芍、延胡索、山慈菇、百合、白茅根和木瓜。其中,萆薢味苦,性平,归肝、胃、膀胱经,具有利水湿、分清泌浊的功效,专治下焦湿浊

郁滞、湿祛则痰瘀等不易凝聚。陈燕等的研究结果显示，萆薢总皂苷能显著降低高尿酸血症大鼠模型的血清尿酸水平，其作用机制可能与上调组织中 $oatp1a_1$ 表达水平有关，而 $oatp1a_1$ 主要参与体内代谢产物、内外源性毒素等的转运代谢过程。佩兰，味辛，性平，归脾、胃、肺经，具有和中化浊的功效。佩兰可使已聚积的湿浊之邪通过脾的运化功能得到正常的排泄，不致使湿邪停滞于脉中，又避免湿邪随气血散于周身而损伤肾脏。脾健肾强，不仅可缓解临床症状，还可降低尿酸。山慈菇，味甘、辛，性凉，有小毒，归肝、肾、脾、胃经。《本草正义》中认为，山慈菇可荡涤肠胃、驱除积垢，可减邪毒凭陵之势。研究结果显示，萆薢与佩兰或与佩兰、山慈菇均为关联药物，说明其联合应用重在化浊，可增强协同降低尿酸的作用，尤其适用于无症状的高尿酸血症患者。

核心处方体现了祛湿化浊、活血安神等功效。尿酸增高的原因，一方面是尿酸生成较多，一方面是排泄减少，或者两方面因素均有。方中茯苓、泽泻、车前子等重在利湿，有促进尿酸排泄的作用，可与萆薢配伍，是治疗高尿酸血症的代表性方剂萆薢渗湿汤中的主药。张双金等发现，茯苓水提物通过下调高尿酸血症大鼠模型肾脏组织中尿酸转运体 1 和升高有机阴离子转运体 1、有机阳离子转运体 2 的表达，发挥排泄尿酸的作用。汪锦飘等发现，泽泻乙醇提取物可明显降低高尿酸血症大鼠模型的尿酸及肌酐水平，其作用机制可能与抑制黄嘌呤氧化酶活性有关。曾金祥等发现，车前子醇提物通过抑制肝脏黄嘌呤氧化酶与腺苷脱氨酶活性，并下调尿酸转运体 1mRNA 的表达而降低高尿酸血症模型小鼠的尿酸，进而改善肾功能。

白芍，味苦、酸，性微寒，归肝、脾经，具有敛阴止痛之功效。戴芸等的研究结果显示，白芍总苷可降低高尿酸血症小鼠模型的尿酸水平，其作用机制可能与降低小鼠肝脏组织中黄嘌呤氧化酶和腺苷脱氨酶的活性有关。此外,刘冬恋等的研究提示,白芍总苷对高尿酸血症损害的肾功能可起到改善作用。瘀血停滞是高尿酸血症的致病因素之一,本研究发现白芍与赤芍配伍的置信度最高,达到了 100%。由此可见,这两味药是多数医家擅长应用的药对之一。此药对联合应用重在散瘀,可增加肾脏血流量,缓解肾小球系膜细胞的增生。

一些有症状的高尿酸血症患者就诊时,局部病变部位有红、肿、热、痛的症状,故对其加用延胡索、细辛止痛,可对缓解疼痛起到积极的作用,两药联合应用的置信度为 96.8%,体现了中医"急则治标"的原则。现代药理学研究结果显示,延胡索提取物能通过降低黄嘌呤氧化酶活性而起到降尿酸的作用。它通过抑制关键炎症因子和炎症细胞的释放而缓解疼痛症状,已成为治疗高尿酸血症的潜力药物。细辛,性温,可祛风散寒、温阳止痛,能进一步提高感受寒邪患者的临床疗效,其中蕴含了"病痰饮者,当以温药和之"的治疗思维。无症状的高尿酸血症患者多因体检发现尿酸增高而表现出怀疑、意外、焦虑等情绪,故临床用药时,常加用有清心安神之效的百合,疗效往往较佳。

本研究基于数据挖掘技术初步总结了方朝晖教授临床以祛湿化浊类中药治疗高尿酸血症的用药特点,并通过对疗效的反馈进一步总结分析方朝晖教授的用药规律。然而,本研究中由于干扰因素(如不同证型及其兼夹证间存在一定的交叉等)较多,因此后期还需要通过多中心、随机对照的前瞻性研究,从横向、纵向两个方面比较,以进一步挖掘方朝晖教授治疗高尿酸血症经验的证据级别,进而为本研究的推广和应用提供依据。

参 考 文 献

[1] LIU R,HAN C,WU D,et al.Prevalence of hyperuricemia and gout in mainland China from 2000 to 2014:A aystematic review and meta-analysis[J].Biomed Res Int,2015:762820.

[2] 方朝晖.诊余心悟:江淮名医方朝晖临证感悟[M].北京:科学出版社,2018.

[3] 李秀,张姬慧,聂英坤.2020 年美国风湿病学会《痛风管理指南》解读[J].中国循证医学杂志,2021,21(4):376-382.

[4] 倪青.高尿酸血症和痛风病证结合诊疗指南[J].世界中医药,2021,16(2):183-189.

[5] 国家药典委员会.中华人民共和国药典:一部[M].北京:中国医药科技出版社,2020.

[6] 赵进东,忻凌,余婵娟,等.中药治疗肾虚血瘀证 2 型糖尿病合并骨质疏松症患者用药规律研究[J].中国骨质疏松杂志,2020,26(7):942-945,966.

[7] 顾成娟,赵晓华,赖杏荣,等.土茯苓、威灵仙、萆薢治疗高尿酸血症:仝小林三味小方撷萃[J].吉林中医药,2020,40(12):1556-1558.

[8] 姜萍.无症状高尿酸血症辨治思路探析[J].山东中医杂志,2014,33(8):632-633.

[9] 吴坚,蒋熙,姜丹,等.国医大师朱良春高尿酸血症辨治实录及经验撷菁[J].江苏中医药,2014,46(12):1-4.

[10] 张笑平.论痰及痰说[J].安徽中医学院学报,2001(5):11-13.

[11] 费洪荣,毛幼桦,朱玮,等.粉萆薢降尿酸作用研究[J].医药导报,2007,26(11):1270-1272.

[12] 陈燕,陈肖霖,刘孟婷,等.基于高尿酸血症大鼠 oatp1a1 表达的萆薢总皂苷降尿酸机制探讨[J].时珍国医国药,2015,26(10):2330-2332.

[13] 王彤,张定华,连珺,等.张定华主任医师治疗高尿酸血症经验[J].亚太传统医药,2020,16(3):108-110.

[14] 赵智强.略论痛风、高尿酸血症的中医病因病机与治疗[J].中医药学报,2009,37(5):46-47.

[15] 何惠芳,陈燕,张诗军,等.基于高尿酸血症小鼠 OCT1 表达的萆薢渗湿汤降尿酸机制研究[J].岭南急诊医学杂志,2015,20(4):301-303.

[16] 张双金,周燕,魏玉辉,等.茯苓水提物对高尿酸血症大鼠 rURAT1、rOAT1 和 rOCT2 表达的影响[J].西部医学,2016,28(12):1648-1651,1657.

[17] 汪锦飘,刘永茂,何志超,等.泽泻乙醇提取物对氧嗪酸钾盐致大鼠高尿酸血症模型的影响[J].中成药,2017,39(3):605-608.

[18] 曾金祥,魏娟,毕莹,等.车前子醇提物降低急性高尿酸血症小鼠血尿酸水平及机制研究[J].中国实验方剂学杂志,2013,19(9):173-177.

[19] 王娟,许兵兵,曾金祥,等.车前子醇提物与毛蕊花糖苷对实验性高尿酸血症小鼠的比较研究[J].中国新药与临床杂志,2016,35(9):653-659.

[20] 戴芸,杨林,朱莉萍.白芍总苷降尿酸实验研究[J].化学工程师,2016,30(3):68-70.

[21] 张旭,张权铭,董睿陶,等.延胡索提取物抗痛风作用[J].中国老年学杂志,2021,41(6):1297-1300.

[22] 汪学良,艾敏,沈成飞,等.基于中医传承辅助平台分析彭江云辨治

痛风的用药规律[J].辽宁中医杂志,2020,47（12）:16-22.

[23] 赵进东,忻凌,余婵娟,等.基于中药复方干预湿热证 2 型糖尿病临床研究分析中药应用规律[J].时珍国医国药,2020,31（8）:2022-2024.

第九章

基于数据挖掘的
方朝晖教授治疗脾胃湿热证
痤疮用药规律的研究

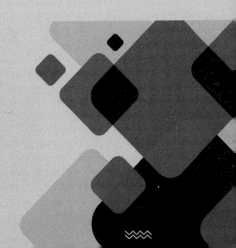

一、概述

痤疮多由体内外湿热之邪所致。本研究通过建立疾病数据库并采用数据挖掘方法来探索方朝晖教授治疗脾胃湿热证痤疮的用药规律，将对方朝晖教授诊治本病的经验总结起到积极的促进作用。

二、具体研究方法

1.研究资料

（1）资料来源：本研究所选病例均来源于 2018 年 4 月至 2021 年 4 月经方朝晖教授单纯应用中药诊治的脾胃湿热证痤疮患者。通过第二次就诊或随访发现，527 例患者临床效果确切，病情缓解，因此搜集第一次有效处方共 527 张。

（2）研究对象纳入标准：

①符合痤疮的西医诊断及中医脾胃湿热证诊断标准；

②具有完整的患者姓名、性别、年龄及中药处方等信息。

2.研究方法

（1）建立数据库及规范数据：将患者的姓名、性别、年龄与中西医诊断、中药处方等信息录入安徽省中医院数据库。依据《中医内科学》和 2020 年版《中华人民共和国药典》分别对中医证素、中药名称等资料进行规范化处理。

（2）数据处理与挖掘：将中药处方中不规范的数据转化为结构化数据。通过频数统计、关联规则、复杂网络算法等挖掘方朝晖教授的用药规律。

三、研究结果分析

1.患者临床资料分析

527 例纳入研究的患者中，女性为 465 例（88.24%），男性为 62 例（11.76%），平均年龄（30.63±9.03）岁，最小年龄 13 岁，最大年龄 68 岁。

2.药物使用规律分析

（1）中药频次分析:本研究中使用中药 169 种,其中蒲公英为最常用的中药,在处方中出现频率超过 92.0%,其他中药出现频率为 20.0%以上,见表 9–1。

表 9–1　中药使用频次分析表

药名	频次（频率）	常用剂量 / g	药名	频次（频率）	常用剂量 / g
蒲公英	489(92.79%)	30	陈皮	162(30.74%)	12
炙甘草	442(83.87%)	8	生地黄	159(30.17%)	20
地肤子	425(80.64%)	10	合欢皮	147(27.89%)	12
土茯苓	424(80.46%)	12	连翘	134(25.43%)	12
防风	322(61.10%)	12	赤芍	131(24.86%)	15
白花蛇舌草	256(48.58%)	12	菊花	127(24.10%)	15
紫花地丁	248(47.06%)	12	黄柏	120(22.77%)	12
当归	242(45.92%)	12	白芍	118(22.39%)	15
蝉蜕	241(45.73%)	10	女贞子	112(21.25%)	12
金银花	235(44.59%)	15	茯苓	107(20.30%)	15

（2）复杂网络分析:选取使用频次居前 20 位的中药,通过复杂网络分析得到治疗脾胃湿热证痤疮的核心处方。处方中居前 8 位的中药

分别为蒲公英、地肤子、蝉蜕、炙甘草、白花蛇舌草、土茯苓、防风和紫花地丁,见图9-1。

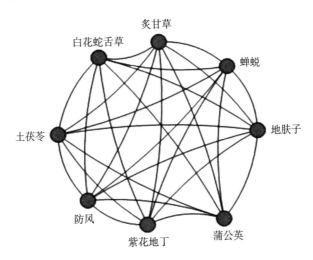

图9-1 核心处方中的常见中药

(3)药物关联规则分析:对居前20位的中药进行关联规则分析,其中设置关联的支持度>20%、置信度>85%的二药有7个,三药有19个,见表9-2。

表9-2 常用中药二药、三药关联规则分析

药对		支持度/%（>20%）	置信度/%（>85%）	药对		支持度/%（>20%）	置信度/%（>85%）
后项	前项			后项	前项		
蒲公英	紫花地丁	42.03	92.74	蒲公英	紫花地丁、防风	26.61	93.63
蒲公英	陈皮	27.45	91.97	地肤子	陈皮、地肤子	21.65	92.96
蒲公英	金银花	39.83	91.06	蒲公英	金银花、地肤子	28.84	92.94
蒲公英	菊花	21.52	90.55	蒲公英	紫花地丁、炙甘草	31.16	92.93
蒲公英	地肤子	72.03	90.35	蒲公英	陈皮、土茯苓	21.16	92.80
蒲公英	连翘	22.71	90.29	蒲公英	陈皮、炙甘草	23.39	92.75
炙甘草	合欢皮	24.91	90.00	炙甘草	紫花地丁、地肤子	36.78	92.62
				蒲公英	紫花地丁、防风	26.61	92.35

续表

药对		支持度 /% （>20%）	置信度 /% （>85%）	药对		支持度 /% （>20%）	置信度 /% （>85%）
后项	前项			后项	前项		
				蒲公英	紫花地丁、土茯苓	31.69	91.97
				蒲公英	白花蛇舌草、防风	27.45	91.97
				蒲公英	金银花、防风	23.22	91.97
				蒲公英	金银花、土茯苓	31.86	91.48
				蒲公英	合欢皮、炙甘草	21.86	91.47
				蒲公英	白花蛇舌草、炙甘草	31.69	90.90
				蒲公英	金银花、炙甘草	30.50	90.55
				蒲公英	防风、地肤子	46.10	90.44
				蒲公英	地肤子、炙甘草	54.40	90.34
				蒲公英	防风、炙甘草	44.57	90.11
				蒲公英	白花蛇舌草、土茯苓	35.76	90.04

四、启示

本研究中纳入的患者年龄为 30 岁左右，其中女性占 88.24%，这提示痤疮好发于青年女性。痤疮属中医"粉刺"范畴。《外科启玄》曰："妇女面生窠瘘作痒，名曰粉花疮。乃肺受风热或绞面感风，致生粉刺，盖受湿热也。"方朝晖教授认为，湿热是导致痤疮的重要病因之一，病位主要在脾胃。脾在五行属土，以升为健，喜燥恶湿；胃与脾相互络属而成表里关系，胃主通降，喜润恶燥。脾失运化，水湿困脾，郁久化热，湿热交结，上蒸颜面，行于皮里，阻碍经络之气血，导致痤疮易发，以分布在鼻周、口周、头额为主，与足阳明胃经循行部位密切相关。又湿热之邪从外侵入，郁于肌表，发为痤疮，或直接入里，最易伤脾。脾胃湿热证痤疮多表现为皮肤有红色丘疹、脓疱，伴疼痛、瘙痒，或有纳呆、大便黏滞、口苦口臭、便秘、尿黄等,舌红,苔黄腻,脉滑或滑数。

使用频次位于前 10 位的中药主要具有清热解毒、祛风除湿、活血止痒等功效,处方中蒲公英的出现频次最多,剂量为 30 g。《医宗金鉴》认为,五味消毒饮可疗诸疔,常用蒲公英、紫花地丁、金银花等。蒲公英,味苦、甘,性寒,归肝、胃经,具有清热解毒、利尿散结之功效。《本草新编》曰:"火之最烈者,无过阳明之焰,阳明之火降,而各经余火无不尽消。"蒲公英虽非各经之药,而各经之火见蒲公英而尽伏,即谓蒲公英能消各经之火,亦无不可也。方朝晖教授认为,蒲公英可使热祛而肿消、结散,为治疗痤疮之核心要药,对脓疱多者效果尤佳。紫花地丁,味苦、辛,性寒,归心、肝经,具有清热解毒、凉血消肿之功效。现代药理学研究显示,在体外试验中,紫花地丁具有一定的抑菌、增强免疫力的功效,可缓解病变的炎症反应。金银花,味甘,性寒,归肺、心、胃经,具有清热解毒、凉散风热的功效,前人称其为"疮疡圣药"。现代药理学研究显示,其具有广谱抗菌作用,对痤疮丙酸杆菌可产生不同程度的抑制作用,且对病灶的再次局部感染可起到预防的作用。戎煜明等的研究表明,金银花外用可改善患者因某些药物所引起的痤疮样皮疹。药物关联规则的研究结果显示,蒲公英与紫花地丁、金银花配伍的置信度分别为92.74%、91.06%,这说明这两种配伍能增强清热解毒的功效,且这 3 种药质轻,药性升浮,药物作用趋向面部、背部,能更好地发挥药效。

本研究挖掘形成的核心处方中药物有 8 味,重在清热解毒、祛风除湿止痒。防风,味辛、甘,性温,归膀胱、肺、脾经,具有解表祛风胜湿的功效。《素问·上古天真论》曰:"虚邪贼风,避之有时。"又《素问·风论》曰:"风为百病之长。"可见痤疮的发生与风邪密切相关,痤疮早期,病邪多留于肌表,选用防风可宣利肺卫之气而使热毒、湿邪从外透解。在三药关联中,置信度最高为 93.63%的药组是蒲公英与紫花地丁、防风,三药可协同增强清热解毒的功效。蝉蜕,味咸、甘,性寒,归肺、肝经,为清虚之品,能涤热而解毒、祛风而胜湿,对皮损部位的瘙痒有明显的作用;临床对硬结将要成脓者,常配以蝉蜕,疗效更佳。炙甘草,除发挥调和诸药的功效外,其清热解毒、止痛的功效亦有助于本病的缓解。此外,对喜进食辛辣、寒凉食物者,炙甘草还可发挥和中的功效。《本草纲目》记载:"《内经》所谓湿气害人皮肉筋骨是也。土萆薢甘淡而平,能去脾湿,湿去则营卫从而筋脉柔,肌肉实而拘挛痈漏愈矣。"《本草图经》中认为,土茯苓有"敷疮毒"的作用,可见治疗痤疮皮损不论内服或外用,土茯苓都具有良好的临床疗效。

按照预设的置信度>85%、支持度>20%,发现二药、三药关联有26个。方朝晖教授认为,本病患者多有湿热之邪,病邪会影响气机之运行,故见患者有气滞血瘀之象。正如《外科正宗》所言:"但诸疮原因气血凝滞而成,切不可纯用凉药,冰凝肌肉,多致难腐难敛,必当温暖散滞、行瘀、拔毒、活血药用之方为妥当也。"对痤疮不易消散者,方朝晖教授多在运用寒凉药物的同时,配伍陈皮、合欢皮、当归、赤芍等行气活血中药。二药关联的研究结果显示,蒲公英与陈皮配伍的置信度为91.97%。陈皮,味辛、苦,性温,归脾、肺经,具有理气健脾、燥湿化痰功效。对早期因脾虚生湿所致之痤疮,尤其是未化热者,基于药证对应的理念,可取其性用其效而发挥功效。当归,味甘、辛,性温,归心、肝、脾经,具有补血活血、润燥滑肠的功效,在痤疮治疗中出现的频率为45.92%,它可促进病灶局部血液的循环,有利于促进炎症的吸收。

本研究初步总结了方朝晖教授应用中药治疗脾胃湿热证痤疮的用药特点。方朝晖教授用药谨守清热解毒的主要治疗原则,兼益气活血,体现了中医审因论治的思维,提高了临床疗效,为诊治寻常痤疮提供了一定的借鉴作用。

参 考 文 献

[1] 方朝晖.诊余心悟:江淮名医方朝晖临证感悟[M].北京:科学出版社,2018.

[2] 鞠强.中国痤疮治疗指南(2019 修订版)[J].临床皮肤科杂志,2019,48(9):583-588.

[3] 郑筱萸.中药新药临床研究指导原则[M].北京:中国医药科技出版社,2002:292-295.

[4] 薛博瑜,吴伟.中医内科学[M].3 版.北京:人民卫生出版社,2021.

[5] 国家药典委员会.中华人民共和国药典:一部[M].北京:中国医药科技出版社,2020.

[6] ZHAO J,LI Y,XIN L,et al.Clinical features and rules of Chinese herbal medicine in diabetic peripheral neuropathy patients [J].Evid Based Complement Alternat Med,2020,(7):1-8.

[7] 崔伊凡,韩春兰,汪姝汀,等.基于数据挖掘的中药外用治疗痤疮处方用药规律分析 [J]. 山西大学学报（自然科学版）,2021,44(1):151-160.

[8] 李经纬.中医大词典[M].2 版.北京:人民卫生出版社,2004:1704.

[9] 郑永刚.重用金银花治疗轻中度痤疮[J].吉林中医药,2013,33(8):798-799.

[10] 戎煜明,丘惠娟,林晓平,等.中药内服加金银花外用治疗西妥昔单抗引起的痤疮样皮疹[J].中药材,2017,40(10):2472-2474.

[11] 徐世钊,王雪梅.清上防风汤加减配合针灸治疗寻常性痤疮疗效观察[J].中华中医药学刊,2007(3):597-598.

[12] 孙晗,李志宇,林崇泽,等.王新昌教授运用表里双解法治疗早期寻常型银屑病经验[J].中国中医急症,2017,26(4):619-621.

[13] 杨贤平,张子圣,黄焕杰,等.国医大师禤国维应用土茯苓治疗皮肤病经验[J].环球中医药,2019,12(1):137-139.

[14] 胡春晨,代丹,王若伊,等.张作舟治疗痤疮的用药经验[J].北京中医药,2021,40(3):250-252.

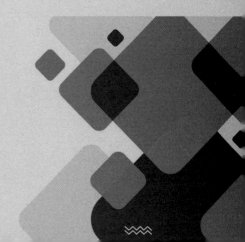

第十章

基于数据挖掘的
中药复方治疗湿热证
2型糖尿病用药规律的研究

一、概述

近年来,糖尿病的发病率一直呈上升趋势,其防治工作迫在眉睫。《中药新药临床研究指导原则》和《糖尿病中医防治指南》均阐述了糖尿病以阴虚热盛、湿热困脾、气阴两虚、阴阳两虚、血瘀脉络等证为常见。由于缺少多中心、大样本的糖尿病中医证候流行病学调查的相关数据,目前医学界对糖尿病的中医证候认识尚未达成共识。随着我国现代饮食结构、生活方式、居住环境等因素的改变,临床中我们观察到湿热证 2 型糖尿病患者较多见,且这一证型贯穿于疾病的不同病程或阶段中。李赛美等研究发现,糖尿病湿热证的发生率约为30%。我们系统地整理了 27 项中药干预湿热证 2 型糖尿病的临床研究,并采用数据挖掘技术对中药处方及药物进行分析。

二、具体研究方法

1.研究资料

(1)资料来源:基于计算机检索 Cochrane、EMBase、Medline、中国生物医学文献数据库、中国知网、万方期刊等数据库。检索词包括"diabetic""traditional chinese medicine""diabetes""湿热证""清热化湿""中医药""葛根芩连汤"等。检索时限均为从建库至 2019 年 7 月。

(2)研究对象纳入标准:

①符合单独使用中药或联合西药干预标准的湿热证 2 型糖尿病患者;

②研究类型为随机对照试验、病例对照等；

③研究对象的治法、用药等内容详细。

(3)研究对象排除标准：

①病历资料不完整者；

②以非中药治疗者；

③非中药干预的临床研究及系统评价等。

2.研究方法

(1)建立数据库及规范数据：将符合条件的患者的姓名、性别、年龄、中药处方等信息，录入 EXCEL 表，利用安徽中医药大学第一附属医院自主研发的中医临证经验数字化平台建立数据库。由经过培训的2名研究者经人工粗筛、阅读全文、统一意见后纳入研究。如出现意见不一致，由项目负责人确认是否纳入研究。对纳入研究的药物进行统一的规范化的处理，如"粉葛"统一为"葛根"，"山栀"统一为"栀子"，"川朴"统一为"厚朴"，等等。所有数据全部录入后，由项目负责人逐一核查，确保录入内容的正确性。

(2)数据处理与挖掘：对纳入研究的信息进行数据抽取、处理及转化。运用 SPSS 23.0 软件统计药物使用频次，使用 Weka 3.6.9 平台通过 Apriori 算法分析用药规律及应用复杂网络技术发现核心处方。

三、研究结果分析

共检索到 82 篇文献，其中英文文献 12 篇、中文文献 70 篇。最终纳入 26 篇，其中英文 2 篇、中文 24 篇。

药物使用规律分析，具体分析如下。

(1)常用方剂使用情况：使用中药复方 26 首，均以清热化湿之功

效为主,具体如下:

参麦杞连饮、芩连降糖方、温胆汤、连蒌温胆汤、不换金正气散加减、清热利湿复方、加味黄连温胆汤、半夏泻心汤、复方葛根芩连汤、消渴清、芩连平胃散、加味甘露饮、甘露饮加减、清热利湿方、泻心承气汤、大黄黄连泻心汤、葛根芩连汤饮片、三黄汤、黄连解毒汤、葛根芩连汤、黄芩滑石汤、三仁汤、连朴饮、加味茵陈五苓散、黄连温胆汤、平胃三黄汤。

(2)用药总体情况:共使用中药76种。其中,居前23位的常用中药使用频次从高到低依次为黄连、茯苓、黄芩、姜半夏和甘草等。具体中药在26首方剂中出现的频次及用药剂量见表10-1。

表 10-1　常用中药使用频次及用药剂量

中药	频次	剂量 / g	中药	频次	剂量 / g
黄连	21	11.33 ± 8.55	麦冬	6	13.17 ± 2.14
茯苓	14	16.78 ± 7.49	枳壳	5	11.00 ± 2.55
黄芩	14	12.85 ± 7.04	栀子	5	10.00 ± 1.22
姜半夏	11	10.90 ± 2.66	茵陈	5	16.00 ± 8.22
甘草	10	7.30 ± 4.35	大黄	4	7.75 ± 2.06
苍术	9	13.44 ± 3.16	干姜	4	5.62 ± 2.56
丹参	7	16.00 ± 7.09	生地黄	4	16.25 ± 2.50
厚朴	7	11.14 ± 2.04	石斛	4	11.25 ± 2.50
白术	7	12.43 ± 2.51	薏苡仁	4	26.65 ± 7.50
陈皮	7	8.71 ± 2.75	枳实	4	13.50 ± 1.73
黄芪	7	24.29 ± 5.35	黄柏	4	8.75 ± 1.89
葛根	6	36.17 ± 23.92			

（3）四气五味分析：从药物的性味归经来看，寒性药 24 味，平性
药 20 味，温性药 19 味，凉性药 10 味，热性药 3 味；苦味药 25 味，辛味
药 23 味，甘味药 18 味，淡味药 16 味，酸味药 14 味，咸味药 5 味，涩味
药 3 味。

（4）核心处方分析：通过聚类分析治疗过程中所用的全部中药，得
到核心处方，共 10 味药，分别为黄连、茯苓、黄芩、姜半夏、黄芪、苍术、
麦冬、丹参、甘草和陈皮，见图 10-1。

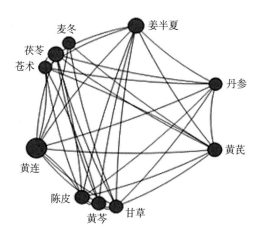

图 10-1　核心处方中的常见中药

（5）聚类分析：对使用频率居前 20 位的中药进行聚类分析，得到 3
类聚类。其中，C1 为枳壳、石斛、茵陈、黄柏、薏苡仁、栀子和大黄，C2 为
陈皮、厚朴、白术、丹参、黄芪、葛根和麦冬，C3 为茯苓、黄芩、姜半夏、苍
术和甘草，具体见图 10-2。

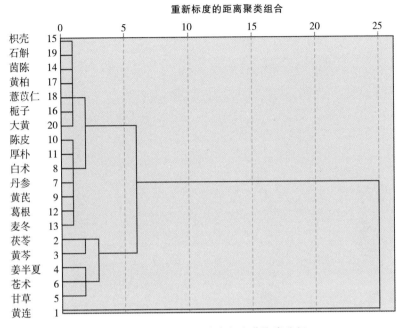

图 10-2　居前 20 位的高频中药聚类分析

四、启示

　　长期进食肥甘厚味、酒酪之属，或久坐、缺乏运动，或工作压力大，或情志郁怒，均可影响脾之运化，导致湿邪内生，郁而化火生热，湿热交蒸，形成中满内热，导致脾不散精或散精障碍。有专家认为，胰腺为脾之副脏，胰腺分泌的胰岛素为脾所主，脾不散精或散精障碍，易致血糖水平升高，从而进展为 2 型糖尿病。

　　本研究纳入具有清热化湿功效的治疗湿热证 2 型糖尿病的方剂 26 首，涉及 76 味中药，使用频次最高者为黄连，使用频率为 80.77%。现代药理学研究表明，黄连的主要成分小檗碱通过增强对胰岛素的敏感性来保护胰岛 β 细胞，减轻胰岛素抵抗，从而起到降血糖的作用。研究结果显示，黄连的用量为 11g，而 2020 年版《中华人民共和国药典》

中黄连的常用剂量为 2 ~ 5 g。仝小林教授临床应用黄连降血糖的常用量为 15 ~ 30 g，其提出经方中药物大剂量的应用是针对患者的特定病情、特定阶段而言的，目的是通过快速起效来帮助患者达到理想的血糖水平，待病情控制后还应改为小剂量长期服用。

本研究分析以上药物的四气五味，发现寒性、凉性药有 34 味，苦味、甘味、淡味药分别有 25 味、18 味和 16 味。对湿热证 2 型糖尿病患者要清热化湿，寒性药、凉性药可清热，而苦味药具有清泄作用，能增强清热泄火之效。苦味药能燥湿，祛除湿邪。同时，苦味药往往与甘味、淡味药物配伍，可化湿渗湿，加强祛湿的功效，使湿与热无所依附。黄连，可清热燥湿，用于治疗湿热证 2 型糖尿病，符合中医审证求因、从因论治的治疗模式。

本研究所得出的核心处方中有 10 味药，主要为具有清热功效的黄连、黄芩、甘草，具有化湿功效的姜半夏、苍术，具有益气功效的茯苓、黄芪，具有理气功效的陈皮，具有活血功效的丹参，具有滋阴功效的麦冬。全方以清热化湿为主，兼顾益气理气、滋阴活血。黄芩，味苦，性寒，具有清热燥湿的功效，临床广泛应用于湿热证的治疗。其含有的黄芩苷在人体内具有明显的抑制醛糖还原酶的活性，可有效地缓解糖尿病周围神经病变患者的临床症状，提高神经传导速度，有助于改善糖尿病周围神经病变患者的病情。黄芩、黄连联合应用可降低果糖 -1,6- 二磷酸酶、葡萄糖 -6- 磷酸酶、磷酸烯醇式丙酮酸羧激酶的活性，增强葡萄糖激酶、丙酮酸激酶、磷酸果糖激酶的活性，可针对 2 型糖尿病发病的多个靶点进行综合干预而发挥降低血糖的作用。半夏，味辛，性温，其辛开散结、燥湿之效尤显，与黄连、黄芩相伍，组方可成半夏泻心汤。对病机之本为脾虚、病机之标为热湿之邪者，可应用半夏泻心汤加减以健脾益气固其本、化湿清热除其标，标本同治，升清降浊，使血糖水平得到良好的控制。

本研究对药物进行 R 型聚类,得到 7 类聚类。其中,C1 中药物的主要功效为清热利湿,方药组成源于茵陈蒿汤和四妙丸加减,直击湿热证病因病机,兼顾脾胃肝胆诸脏。配伍枳壳理气行滞,气行则湿行,气行则湿化。C2 中药物的主要功效为健脾化湿和燥湿运脾,方药组成源于补中益气汤和平胃散加减。因湿邪内停,阻滞气机,瘀血内阻,配伍活血化瘀之丹参,可有效改善患者微循环障碍。葛根从里达于表,从下腾于上,可健脾升阳而化湿;辅以麦冬之甘,可生津止渴,能有效缓解 2 型糖尿病患者的口干、口渴症状。C3 中药物的主要功效为寒热平调、燥湿和中,方药组成源于半夏泻心汤和二陈汤加减,重在和中。和是调和疾病矛盾的抓手,通过和解以祛除湿热病邪,纠正人体之偏。脾胃居于中焦,为上焦、下焦之枢纽,可调达人体气机之升降。脾胃亏虚,则运化无权,水液不化,聚而成湿,久则酿湿生热,郁阻肝胆,或内蕴中焦,或侵袭肠道,形成诸脏湿热之证。苍术,味辛、苦,性温,具有燥湿健脾之功效,是二妙散、平胃散等的主要组分。Yunkyung Han 等的研究显示,苍术提取物通过促进脂肪细胞的分化、上调 PPARγ 水平和激活胰岛素信号传导途径来降低血糖。聚类分析结果还显示,黄连与 C1、C2、C3 这 3 个聚类最终形成一个大聚类,这说明这些药物之间具有很强的协同作用。

综上所述,湿热证是 2 型糖尿病的常见证型,进一步建立较规范的 2 型糖尿病患者中医证素、中医证候积分量表尤为重要。同时,湿热产生的原因很多,与很多脏器(如肝胆、脾胃、肠、膀胱等)有关,因此需结合患者的病证进行辨证分析。此外,本病是湿重于热,还是热重于湿,抑或湿热并重,尚需在辨证中细化。由于湿热之难化难清的特性,易造成 2 型糖尿病漫长的病程,有的患者往往出现糖尿病合并大血管、微血管病变,这些均严重影响了患者的生存质量。对 2 型糖尿病的治疗应当以清热化湿为主,在参考古方的基础上,结合患者患病的特点,大胆创新,调整湿热偏甚的失衡病态,帮助机体调整状态,进而管控好 2 型糖尿病的高血糖状态,延缓糖尿病急慢性并发症的发生发展,提高患者的生存质量。

参 考 文 献

[1] 中华医学会糖尿病学分会.中国 2 型糖尿病防治指南(2017 年版)[J].中国糖尿病杂志,2014,22(8):23-24.

[2] 郑筱萸.中药新药临床研究指导原则[M].北京:中国医药科技出版社,2002:233-237.

[3] 仝小林.糖尿病中医防治指南[M].北京:中国医药科技出版社,2002.

[4] 杨潇,高天舒.新诊断 2 型糖尿病湿热困脾证与血清促甲状腺激素的关系研究[J].辽宁中医杂志,2012,39(7):1351-1353.

[5] 李娟,岳仁宋.消渴病从湿热论治[J].四川中医,2013,31(2):43-45.

[6] 李赛美,李易崇,李伟华,等.糖尿病湿热证候特征及演变规律的探讨:1 000 例临床资料分析[J].湖南中医药大学学报,2007(5):65-68.

[7] 国家药典委员会.中华人民共和国药典:一部[M].北京:中国医药科技出版社,2020.

[8] ZHOU X,CHEN S,LIU B,et al. Development of traditional Chinese medicine clinical data ware warehouse house for medical knowledge discovery and decision support[J].Artif Intell Med,2010,48(2/3):139-152.

[9] HAN Y,JUNG H W,PARK Y K. The roots of atractylodes japonica koidzumi promote adipogenic differentiation via activation of the insulin

signaling pathway in 3T3–L1 cells[J].BMC Complement Altern Med,2012, 9(14):154.

[10] 吴春娥.从脾胃湿热论治 68 例糖尿病疗效观察[J].大家健康,2013,7 (4):37.

[11] 李华.复方葛根芩连汤治疗 2 型糖尿病 48 例临床观察[J].湖南中医 杂志,2018,34(8):65–66.

[12] 罗燕楠.甘露饮加减治疗糖尿病湿热证的体会[J].中国中医药信息 杂志,2002(8):59.

[13] 曾艺鹏,黄云胜,胡蕴刚.葛根芩连汤配合胰岛素强化治疗湿热证 2 型糖尿病临床观察[J].中国中西医结合杂志,2006(6):514–516,520.

[14] 晏和国,尹朝兰,赵一佳,等.黄芩滑石汤治疗湿热困脾型 2 型糖尿 60 例临床观察[J].中国民族民间医药,2019,28(7):100–102.

[15] 魏东.加味茵陈五苓散治疗消渴病湿热证型的临床研究[D].广州: 广州中医药大学,2005:7.

[16] 王国姿.芩连降糖方联合胰岛素治疗 2 型糖尿病湿热证的临床观 察[D].唐山:华北理工大学,2015:8.

[17] 王振刚.清热利湿复方中药改善 2 型糖尿病胰岛素抵抗临床观察[D]. 广州:广州中医药大学,2006:9.

[18] 杨威,高天舒.清热祛湿法对 2 型糖尿病湿热证疗效评价研究[J]. 实用中医内科杂志,2011,25(3):57–58.

[19] 张俪潆.清热利湿法治疗 2 型糖尿病湿热证的临床疗效观察[D]. 北京:北京中医药大学,2016:35.

[20] 吴波,隋淼,朱艳,等.三黄汤治疗痰湿热结型 2 型糖尿病 43 例[J]. 河南中医,2019,39(6):839–842.

[21] 李惠林,刘玲,赵恒侠,等.三仁汤治疗湿热蕴脾型肥胖 2 型糖尿病

疗效观察[J].新中医,2013,45(6):108-110.

[22] 余晓琳,陈军平.黄连温胆汤治疗湿热困脾型初发 2 型糖尿病 78 例临床观察[J].新中医,2010,42(4):25-26.

[23] 于吉超.温胆汤对 2 型糖尿病患者血糖的影响[J].临床合理用药,2017,10(9):55-56.

[24] 董俊霞.加味黄连温胆汤联合二甲双胍治疗 2 型糖尿病临床疗效观察[J].中国民间疗法,2017,25(10):66-67.

[25] 张国庆,张聚府,赵金伟.芩连平胃散治疗湿热困脾证 2 型糖尿病及对血糖和血脂的影响[J].陕西中医,2011,32(4):425-426.

[26] 周晓燕,韦湘林,黄艳.泻心承气汤治疗 2 型糖尿病湿热困脾证临床研究[J].新中医,2011,43(6):32-33.

[27] 赵兴国.黄连解毒汤对 2 型糖尿病影响的临床研究及对 2 型糖尿病大鼠血管 HIF-1α、VEGF 影响的实验研究[D].济南:山东中医药大学,2013:4.

[28] 刘洪流.连朴饮加减治疗 2 型糖尿病例析[J].实用中医内科杂志,2002(3):145-146.

[29] 何慧,周江,邓德强.平胃三黄汤治疗糖尿病合并脂代谢紊乱临床观察[J].中医药学报,2016,44(4):122-124.

[30] 商广耀.连蒌温胆汤治疗湿热内蕴、痰瘀互结型初发 2 型糖尿病患者的临床研究[D].济南:山东中医药大学,2014:5.

[31] 倪青,杜立娟,孟祥,等.半夏泻心汤对初诊 2 型糖尿病患者血浆 GLP-1 的影响初探[J].北京中医药,2017,36(6):549-551.

[32] 陈振念,卫奕荣.加味甘露饮治疗 2 型糖尿病 32 例疗效观察[J].河北中医,2010,32(11):1627-1628.

[33] PANG BING,GUO JING,ZHAO L H,et al. Retrospective study of

Traditional Chinese Medicine treatment of type 2 diabetes mellitus[J].
J Tradit Chin Med,2016,36(3):307–313.

[34] TONG X L,ZHAO L H,LIAN F M,et al. Clinical observations on the
dose–effect relationship of Gegen Qin Lian decoction on 54 Out–
patients with type 2 diabetes [J]. J Tradit Chin Med,2011,31(1):
56–59.

[35] 王彦晖.湿热型糖尿病的中医证治[J].福建中医学院学报,2003,13
(3):32–33.

[36] 吕仁和.老年糖尿病(消渴病)的治疗:附 885 例分析[J].中医杂志,
1992,(4):24–27.

[37] 李佳玥,张莹,黄为钧,等.十八段锦对 2 型糖尿病胃肠实热证患者
的护理干预研究[J].北京中医药,2019,38(4):396–399.

[38] 王德惠,吴贤顺,李晋宏,等.从脾虚"脾不散精"或"散精障碍"探讨
糖尿病的中医病机[J].中医杂志,2014,55(22):1906–1908.

[39] 赵锡艳,王松,周强,等.仝小林教授应用葛根芩连汤治疗 2 型糖尿
病辨治思路[J].环球中医药,2012,5(12):918–920.

[40] WANG Y S,YAN A H,LI S S,et al. Efficacy and safety of berberine in
the treatment of type 2 diabetes with insulin resistance:Protocol for a
systematic review [J].Medicine (Baltimore),2019,98 (35):16947–
16951.

[41] 朱葛馨,周强,仝小林,等.黄连临床应用举要[J].中医杂志,2014,55
(22):1969–1971.

[42] ZHAO J D,LI Y,SUN M,et al. The Chinese herbal formula Shenzhu
Tiaopi granule results in metabolic improvement in type 2 diabetic
rats by modulating the gut microbiota [J].Evid Based Complement

Alternat Med,2019,(4):1-8.

[43] 董砚虎,逄力男,王秀军,等.黄芩苷治疗糖尿病周围神经病变的初步观察[J].中国糖尿病杂志,1999(6):352-355.

[44] CUI X,SHEN Y M,JIANG S,et al.Comparative analysis of the main active components and hypoglycemic effects after the compatibility of scutellariae radix and coptidis rhizoma [J].J Sep Sci,2019,42(8):1520-1527.

[45] 孙鑫,仝小林.泻心汤类方在糖尿病治疗中的应用[J].中医杂志,2010,51(2):114-116.

[46] 吴芳,李克明,隆毅,等.丹参治疗糖尿病肾病的网络药理学研究[J].广州中医药大学学报,2019,36(3):402-409.

[47] 赵琳. 丹参多酚酸盐对糖尿病周围神经病变患者炎性细胞因子及周围神经传导速度的影响[J].中医学报,2014,29(12):1724-1726.

[48] 赵林华,连凤梅,姬航宇,等.仝小林教授运用不同剂量葛根芩连汤治疗2型糖尿病验案[J].中国实验方剂学杂志,2011,17(4):249-251.

[49] 高加齐,李永攀,张莉,等.跟师国医大师徐经世运用"和法"治疗内科杂病心得[J].中医药临床杂志,2017,29(10):1603-1606.

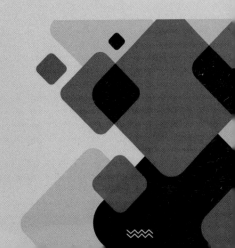

第十一章

基于数据挖掘的
宋清时期 35 则消渴医案辨证
用药规律的研究

一、概述

随着经济社会的快速发展，人们的生活方式发生了巨大的改变，糖尿病已成为严重危害公众健康的慢性非传染性疾病。有调查结果显示，中国成年人群的糖尿病总体发病率约为 11.6%。糖尿病的防治工作已成为我国公共卫生事业亟须解决的问题。糖尿病属中医"消渴"的范畴。我们系统地整理了宋清时期医家治疗消渴的医案，采用数据挖掘技术对这些原始医案进行分析，总结了中医药防治消渴的规律，具体内容如下。

二、具体研究方法

1.研究资料

(1)资料来源：人工搜集 2014 年 1 月至 3 月安徽中医药大学图书馆所藏中医医案文献中消渴的医案。选入宋代医案 2 则、元代医案 2 则、明代医案 8 则、清代医案 23 则。

(2)中医诊断标准：参照《中医内科学》中消渴的诊断标准制定，以口渴多饮、多食易饥、尿频量多、形体消瘦或尿有甜味为主。

(3)研究对象纳入标准：

①符合中医消渴的诊断标准；

②病历资料内容完整，包括临床表现、病机、治法和用药等内容。

(4)研究对象排除标准：

①病历资料不完整者；

②以非中药治疗者。

2.研究方法

(1)病历录入及数据核查:对检索到的医案进行整理,由经过培训的医师建立数据库并录入,全部录入后由研究者全部核查。核查员将录入的电子病历与原始病历逐一对照、修改,确认所有与诊疗有关的信息已全部正确录入。随机抽取15%的病历再次进行检查,确保数据录入的正确性。

(2)数据处理与挖掘:采用安徽中医药大学第一附属医院自主研发的中医临证经验数字化平台提取数据,对病案中关键证素信息进行数据抽取、数据预处理与数据转化操作,利用建立的多维检索分析和展示系统、Weka 3.6.9复杂网络分析平台等数据挖掘软件,运用描述性统计方法、聚类分析及关联规则等挖掘方法进行研究。

三、研究结果分析

1.患者临床资料分析

35则医案中共出现32个症状,其中多饮的症状最多见,其次为多食易饥、多尿、消瘦等,糖尿病常见的"三多一少"的症状占全部症状的57.7%。具体症状见表11-1。

表11-1　消渴患者常见临床症状

症状	频次(频率)	症状	频次(频率)
多饮	20(19.2%)	消瘦	9(8.7%)
多食易饥	18(17.3%)	精神疲乏	6(5.8%)
多尿	13(12.5%)	便秘	6(5.8%)

续表

症状	频次(频率)	症状	频次(频率)
厌食	3(2.9%)	胸闷	3(2.9%)
尿浊	3(2.9%)	面色苍白	3(2.9%)

2.中医证型分布规律

(1)患者中医证型总体分布:35 则医案中共出现 46 个中医证型。其中,以肺胃热盛证最多见,占 10.9%;其次为肾阴亏虚证,占 8.7%;肝肾阴虚证,占 6.5%;心肾不交证、热盛阴伤证、肠热腑实证、胃热炽盛证、胃热阴伤证较少见,约各占 4.3%。

(2)患者中医证型虚实分布:35 则医案中共出现实证 16 则,虚证 12 则,虚实夹杂证 7 则。

3.常用中医治法

35 则医案中涉及的治法共 42 种,合计出现 76 次。出现频次由多到少的治法依次为清肺和胃法、清胃养阴法、滋补肝肾法和滋补肾阴法,占比分别为 6.6%、5.3%、3.9%和 3.9%。

4.药物使用规律分析

(1)常用方剂使用规律:35 则医案中共使用成方 28 首,共出现 35次。常用方剂按出现次数由高到低依次为自拟方、玉女煎、白虎汤、八味丸和六味地黄丸,占比分别为 63.5%、21.5%、8.3%、4.1%和 3.8%。在自拟方中共使用 15 种类别的中药,共 63 次,其中常用的中药为补虚药、清热药、收涩药和利水渗湿药,占比分别为 22.2%、20.6%、11.1%和 7.9%。

(2)用药总体情况:35 则医案中共使用中药 103 种,合计使用 305

次。较常用的中药有知母、麦冬、甘草、熟地黄、石膏等,见表11-2。具有清肺和胃功效的中药共有11味,使用频次为25次,以知母、石膏、甘草等使用频率较高,见表11-3。

表11-2　常用中药

中药	频次(频率)	中药	频次(频率)
知母	17(5.6%)	石膏	10(3.3%)
麦冬	15(4.9%)	人参	9(3.0%)
甘草	14(4.6%)	黄柏	9(3.0%)
熟地黄	10(3.3%)	黄连	9(3.0%)

表11-3　清肺和胃治法治疗消渴的常用中药

中药	频次(频率)
知母	5(20.0%)
石膏	4(16.0%)
甘草	3(12.0%)
粳米	3(12.0%)
黄柏	2(8.0%)
黄芩	2(8.0%)
黄连	2(8.0%)

(3)复杂网络分析:通过数据挖掘分析,得到核心处方。核心处方中主要药物包括知母、熟地黄、生地黄、甘草和麦冬等,具体见图11-1。

(4)药物关联规则分析:通过复杂网络分析,发现4组中药具有连接关系的节点,见图11-2。在所有处方中,山茱萸与山药占17.14%,玄参与生地黄分别占11.43%,牡丹皮、熟地黄与牛膝分别占8.57%。

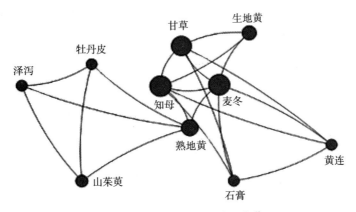

图 11-1　核心处方中的常见中药

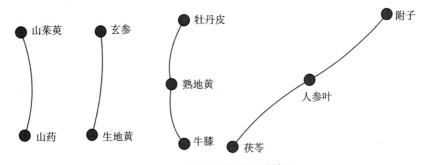

图 11-2　治疗中药的关联情况

　　(5)药物聚类分析:我们对 35 则医案中使用频次在 4 次以上的中药进行系统聚类分析,发现 4 类药物较常用,分别为清热养阴类、滋补肝肾类、收敛固涩类和泻下攻积类,具体见表 11-4。

表 11-4　医案中使用频次大于 4 次的中药聚类分析

类别	中药
清热养阴类	淡竹叶、黄芪、阿胶、升麻、天花粉、龟板、白芍、沙参、浙贝母、知母、麦冬、甘草、芦根、西洋参、天冬、生地黄、玄参、石膏、粳米、黄柏、黄连、黄芩、乌梅
滋补肝肾类	石斛、人参、熟地黄、牡丹皮、附子、肉桂、山茱萸、泽泻、茯苓、山药、茯神、牛膝
收敛固涩类	牡蛎、五味子
泻下攻积类	芒硝、大黄

四、启示

中医有其独特的思维模式,具有系统性、整体性、复杂性等特点,不适宜用传统的还原论的方法进行深层次的研究,这是中医临床传承研究具有复杂性的原因之一。古代涌现出众多学验俱丰、医德高尚的大医,尤其是明清时期,他们在治疗消渴的过程中积累了丰富的经验,也留下了大量的优秀医案。目前,数据挖掘技术在中医药现代化研究中逐渐得到应用及推广。这种技术是当前中医深层次研究的重要环节之一,它将有利于中医药研究获得高质量、高级别的证据。本研究通过整理古代医案,采用多种分析方法进行数据统计与挖掘,在一定层次上挖掘出疾病的症、证、(治)法、方、药之间的内在关系。

《医宗金鉴卷二十一·消渴小便利淋病脉证并治第十四》云:"饮水多而小便少者,水消于上,故名上消也;食谷多而大便坚者,食消于中,故名中消也;饮水多而小便反多者,水消于下,故名下消也。"我们从35则医案中可以看出,按照出现频次由多到少的顺序,糖尿病临床症状依次为多饮、多食易饥、多尿、消瘦、便秘等,这与古代医书中的记载近乎一致;证型以肺胃热盛证为主,这与现代临床报道的气虚阴亏证不太符合,可能和人的体质、生活方式、外界环境等有关。其他常见证型有肾阴亏虚证、肝肾阴虚证等,这提示了疾病进展后可影响肝、肾的正常生理功能,燥热偏胜,阴津则亏。研究结果还显示,常见的治法为清肺和胃法、清胃养阴法、滋补肝肾法等,与临床中常见的证型是相符的;选用处方居前3位的为自拟方、玉女煎和白虎汤,常用药物为知母、麦冬、甘草和熟地黄等。

对所有处方进行复杂网络分析后,得到核心处方,药物为知母、熟地黄、生地黄、甘草和麦冬，按功效来分主要有 4 类，即清热养阴类、滋补肝肾类、收敛固涩类和泻下攻积类。复杂网络分析核心节点周围也有一些相关药物，这些主要是医家对病例伴随的症状进行加减的药物，体现了辨证治疗的特色。

本研究中纳入的治疗消渴的医案为宋清时期医家医案，存在一定的局限性，尚不能全面反映古代医家治疗本病的真实水平，今后尚需进一步扩大检索范围，全面、系统地梳理古代医家医案，以期为糖尿病的防治提供更多科学的理论依据与临床证据。

参 考 文 献

[1] Xu Y, WANG L M, He J, et al.Prevalence and control of diabetes in Chinese adults[J].JAMA,2013,310(9):948–958.

[2] 方朝晖,赵进东,王建和,等.基于三早防治体系采取中医综合方案干预糖耐量减低的临床应用[J].成都中医药大学学报,2013,36(3):90–92.

[3] 赵进东,方朝晖.方朝晖诊治糖耐量减低经验[J].辽宁中医杂志,2013,40(8):1543–1544.

[4] 周仲瑛.中医内科学[M].2 版.北京:中国中医药出版社,2007,196–202.

[5] ZHOU X,CHEN S,LIU B,et al.Development of traditional Chinese medicine clinical data warehouse for medical knowledge discovery and decision support[J].Artif Intell Med,2010,2,48(2/3):52–139.

[6] 许玲,焦丽静,李春杰,等.八步法中医临床研究模式思考[J].中西医结合学报,2010,8(5):401–405.

[7] 李哲,王世东,赵进喜,等.2 735 例 2 型糖尿病证型分布特点及"壮火食气"病机探讨[J].世界中医药,2013,8(5):488–490.

[8] 淦家荣,陈岳祺.2 型糖尿病中医辨证分型研究[J].云南中医学院学报,2012,35(5):41-45.

[9] 尹德海,梁晓春,朴元林,等.2 型糖尿病患者中医证型分析及其与糖尿病慢性并发症关系的探讨[J].中国中西医结合杂志,2009,29(6):506-510.

[10] 方朝晖,赵进东,范青云,等.挖掘新安医学消渴文献,丰富糖尿病文献研究[J].中华中医药杂志,2013,28(11):3339-3341.

[11] 刘芸,郑瑞.知母醇 / 水提取物对 α - 淀粉酶抑制作用研究[J].陕西中医,2013,34(7):897-898.

[12] 翟云鹏,朱霞,鲁茜,等.知母总皂苷改善糖尿病大鼠海马中乙酰胆碱酯酶的活性(英文)[J].神经药理学报,2012,2(1):1-9.

[13] 黄芳,徐丽华,郭建明,等.知母提取物的降血糖作用[J].中国生化药物杂志,2005,26(6):332-335.